Dr. Günter Harnisch

**Alternative Heilmittel
für die Seele**

Dr. Günter Harnisch

Alternative Heilmittel für die Seele

Selbsthilfe bei depressiven Verstimmungen, Schlafstörungen und nervöser Erschöpfung

schlütersche

Bibliografische Information der Deutschen Nationalbibliothek

Die Deutsche Nationalbibliothek verzeichnet diese Publikation in der Deutschen Nationalbibliografie; detaillierte bibliografische Daten sind im Internet über http://dnb.ddb.de abrufbar.

ISBN 978-3-89993-576-9

Fotos:
fotolia.com: Monika Adamczyk: 5 (oben), 25; Mike Adrover: 42; Vadim Andrushchenko: 11; Benicce: 89; Martin Benik: 93; Martina Berg: 22; Natalia Bratslavsky: 29; Cachaco: 66; Wolfgang Cibura: 18; detailblick: hintere Umschlagklappe (innen, rechts); Digitalpress: 26; Elena Elisseeva: 39; emmi: hintere Umschlagklappe (innen, links); endostock: 51; evgenyb: 52; Andreas F.: 15; Fradoray: 31; Liv Friis-larsen: 43; HLPhoto: 57; Udo Ingber: 12; JJAVA: 19; Amir Kaljikovic: 5 (unten), 45; Lianem: 33, 38, vordere Umschlagklappe (innen); Günter Menzl: 67; Monkey Business: 47, 49; MS-Photos: 35; otisthewolf: 79; Kristian Sekulic: 61; Olga Shelego: 41; Tina Stumpp: 81; Svenja98: 58; Teamarbeit: 36; Webgalerist: 64; Uwe Wittbrock: 9; wohu: 97; Mara Zemgaliete: 53
Getty Images: Titelbild
iStockphoto.com: doubles: 73; fotogaby: 103; Georgy Markov: 104; MonaMakela: 86, 98; nancykennedy: 100; Neustockimages: 91; saw: 101; Sayarikuna: 83; Soaring Kestrel Images: 99; Synergee: 78; Tom-N: 102; Zeno0620: 70

© 2009 Schlütersche Verlagsgesellschaft mbH & Co. KG, Hans-Böckler-Allee 7, 30173 Hannover

Dieses Buch dient zur Information und ersetzt keine ärztliche Behandlung. Autor und Verlag haben die darin enthaltenen Empfehlungen nach bestem Wissen und Gewissen erarbeitet und geprüft. Dennoch kann eine Garantie nicht übernommen werden. Eine Haftung des Autors und des Verlages ist ausgeschlossen.

Alle Rechte vorbehalten. Das Werk ist urheberrechtlich geschützt. Jede Verwertung außerhalb der gesetzlich geregelten Fälle muss vom Verlag schriftlich genehmigt werden.

Gestaltung: Schlütersche Verlagsgesellschaft mbH & Co. KG
Satz: Die Feder GmbH, Wetzlar
Druck und Bindung: Grafisches Centrum Cuno GmbH & Co. KG, Calbe

Inhalt

Vorwort.................... 7

**Wenn die Seele
Alarm schlägt**............. 9

Die Depression hat viele
Gesichter 10
Unterschiedliche Ursachen
von Depressionen 10
Depressionen durch (falsche)
Ernährung 11
Depressionen durch
Schadstoffe 11
Die Altersdepression 12
Die Wochenbettdepression 12
Die Winterdepression 12
Das Burn-out-Syndrom 13
Typische Beschwerden und
Symptome bei Depressionen 13

**Schlafstörungen –
eine Volkskrankheit**........... 14
Mögliche Ursachen
für Schlafstörungen 16
Wie viel Schlaf
braucht der Mensch? 17

Psychische Erkrankungen durch
moderne Lebensbedingungen .. 17
Elektrosmog und andere
Umweltbelastungen 18
Ernährungsgewohnheiten 19
Schwermetallbelastungen
im Körper 20
Kunstdünger und Intensiv-
bewirtschaftung der Äcker 21
Trinkwasserbelastungen 23
Stress und Reizüberflutung 23
Fehlende Geborgenheit 24

▶▶

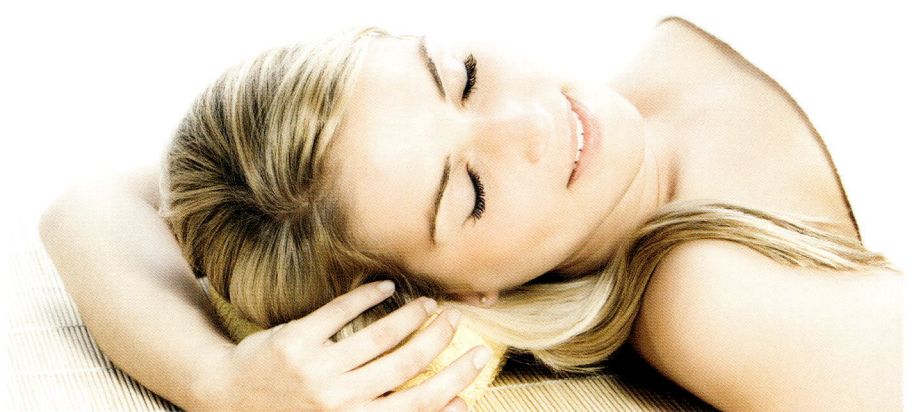

Mittel gegen Depressionen, Unruhe und Schlafstörungen 25

Mittel der Schulmedizin 26
Trizyklische Antidepressiva 26
Selektive Serotonin-Wiederaufnahmehemmer 26
MAO-Hemmer 27
Atypische Antidepressiva 27
Tranquilizer 27

Die Alternative: Selbsthilfe für die Seele durch Pflanzen und Vitalstoffe 28
Stimmungstest: Ist Ihre Seele im Tief? 30
Johanniskraut: Hilft bei Depressionen und Schlafstörungen 30
Baldrian: Der Klassiker bei Unruhe und Schlaflosigkeit 34
Hopfen, Melisse, Passionsblume, Lavendel: Die Nervenberuhigungsmittel 38
SAM: Körpereigene Substanz gegen Depressionen 44
NADH: Gegen depressive Stimmungen, Gedächtnis- und Schlafstörungen 50
Die Vitamine der B-Gruppe: Power für die Nerven 53
Omega-3-Säuren: Potente Helfer bei nervlich bedingten Erkrankungen 56
Melatonin: Verjüngender Schlaf durch ein körpereigenes Hormon 61
Ginkgo biloba: Bessere Durchblutung stärkt die Gehirnleistung 63
Ginseng: Wurzel für das Glück im Alter 66
Bachblüten: Hilfe für die Seele ... 72
Schüßler-Salze: Stärkung für die Nerven 79
Klassische Homöopathie: Das individuell richtige Mittel finden .. 80
Aminas und Inkakost: Südamerikas Geheimrezept für das seelische Gleichgewicht 82
Änderungen des Alltags bei seelischen Störungen 89

Übersicht: Welches Mittel hilft gegen welche Störung? 98

Bezugsquellen 105

Literaturverzeichnis 106
Endnoten 108

Autoreninfo 109

Register 110

Vorwort

Kennen Sie das: Sie fühlen sich niedergeschlagen, mutlos, ängstlich oder ohne Grund aggressiv? Sie können sich nur mühsam konzentrieren, leiden unter Schlafstörungen? Nach Expertenschätzungen gehen die meisten Krankheiten, über die Patienten in den Sprechzimmern der Ärzte klagen, letztlich auf seelische Ursachen zurück. Depressive Verstimmungen, Schlaflosigkeit und nervöse Erschöpfung sind heute weit verbreitet: Tendenz zunehmend. Betroffen von solchen Leiden sind überwiegend Frauen. Die meisten sprechen nur ungern darüber, denn psychische Leiden sind in unserer am Erfolg orientierten Gesellschaft mit einem Makel behaftet.

Die Weltgesundheitsorganisation (WHO) rechnet schon für das Jahr 2010 damit, dass sich Depression zu der Krankheit entwickelt, die weltweit am häufigsten zu einer Beeinträchtigung führt. Depressionen sind offenbar im Begriff, zur Volkskrankheit zu werden. Nach Schätzungen von Experten leidet schon heute mehr als jeder zehnte Patient, der einen Hausarzt aufsucht, unter Depressionen. Ähnlich erschreckende Zahlen liegen für Schlafstörungen vor – so der bekannte Schlafexperte Professor Jürgen Zulley von der Universität Regensburg.

Das Buch zeigt Wege auf, wie Sie sich mit bewährten Naturheilmitteln, Botenstoffen für das Gehirn, Vitaminen, Vitalstoffen, durch geeignete Ernährung sowie Nahrungsergänzung selbst dabei helfen können, depressive Verstimmungen zu bekämpfen und Ihre eigenen Glücksspeicher aufzufüllen. Aktivieren Sie die naturnahen Quellen für mehr Lebensfreude! Ausgeglichenheit, gute Stimmung und erholsamer Schlaf stellen sich so dauerhaft wieder ein.

Bei der Behandlung leichter bis mittelgradiger psychischer Beschwerden erzielen viele Menschen mit rezeptfrei erhältlichen Pflanzenheilmitteln bereits gute Erfolge. Zusätzlich gibt es inzwischen Nahrungsergänzungsmittel mit hoher Wirkung im psychischen Bereich. Bei etlichen Naturvölkern hat sich die ausgesprochene Wohlfühlnahrung (Mood-Kost) seit Langem bewährt. Sie eignet sich in ihrer natürlichen oder leicht veränderten Beschaffenheit ausgezeichnet, die Stimmung aufzuhellen, den Schlaf-wach-Rhythmus zu regulieren und die Widerstandsfähigkeit gegen Stress beruflicher und persönlicher Art deutlich zu erhöhen.

Jeder Mensch trägt das Potenzial zu einer positiven Grundstimmung in sich. Wir selbst können viel dafür tun, dass Ausgeglichenheit und Freude wieder in unser Leben treten. Es gibt geeignete Mittel, die uns in Krisensituationen helfen, die Dinge nicht so ernst zu nehmen, wie sie uns manchmal erscheinen. Die Natur und der menschliche Geist stellen geeignete Hilfen bereit, die sich teilweise schon seit Jahrhunderten bewährt haben. Andere von den hier beschriebenen Mitteln wieder sind neu und körpereigenen Wirkstoffen nachgeschöpft. Mit ihnen lässt sich bei Depressionen, Schlaflosigkeit und nervöser Erschöpfung meist hervorragend helfen.

Probieren Sie selbst, welche dieser Mittel für Sie die am besten geeigneten sind. Haben Sie ruhig den Mut, zu experimentieren, bis Sie den richtigen Weg gefunden haben. Manchmal ist ein wenig Geduld erforderlich. Doch sie lohnt sich allemal mehr, als vorschnell zur chemischen Keule zu greifen.

Wenn Sie allerdings unter schweren Depressionen oder ernsthaften psychischen Erkrankungen leiden, sollten Sie auf jeden Fall einen Arzt aufsuchen, zu dem Sie Vertrauen haben können.

Bei Störungen der Seele kann eine psychotherapeutische Behandlung angezeigt sein. Doch sie ist keineswegs in allen Fällen notwendig. Gerade vorübergehende, situative Krisen lassen sich oftmals mit den hier angegebenen natürlichen und naturnahen Mitteln erfolgreich bewältigen. Durch leichte Hilfestellung von außen regen Sie die Selbstheilungskräfte an, das innerseelische Gleichgewicht wiederherzustellen, wo es durch Fehlhaltungen, ungünstige Schicksalseinflüsse oder ungeeignete Problemlösungsversuche aus dem Lot geraten ist.

Viel Freude beim Lesen – und erst recht danach, in Ihrem Leben, wünscht Ihnen

Dr. Günter Harnisch

Wenn die Seele Alarm schlägt

Die Depression hat viele Gesichter

Was ist eine Depression? Diese Krankheit zeigt ein ungewöhnlich vielschichtiges Erscheinungsbild. Ihre Ursachen sind noch längst nicht bis in alle Einzelheiten erforscht, doch fest steht: Die Depression sucht unsere westliche Welt wie eine Epidemie heim. Die Weltgesundheitsorganisation (WHO) geht davon aus, dass sich diese Krankheit zur größten Gesundheitsstörung unseres Jahrhunderts entwickelt. Depressionen werden bereits heute zehnmal so häufig diagnostiziert wie noch vor 50 Jahren. Ihre Bandbreite reicht von leichteren depressiven Verstimmungen bis hin zu massiven Depressionen mit Suizidgefahr. Eins ist allen ihren Erscheinungsformen gemeinsam: Sie rauben Lebenslust, Lebenskraft und Lebensqualität.

Unter einer Depression versteht man einen Gefühlszustand, der von großer Traurigkeit und Sorge bestimmt ist. Der von ihr Betroffene fühlt sich wertlos und schuldig. Er neigt dazu, sich von den anderen Menschen zurückzuziehen.

Der Dichter Hermann Hesse (1877–1962) litt über weite Strecken seines Lebens unter Depressionen. Er beschreibt dieses Lebensgefühl: „Wer nicht an sich selbst gespürt hat, was Schwermut ist, versteht das nicht, ich hatte das Gefühl einer schauerlichen Einsamkeit. Zwischen mir und den Menschen und dem Leben der Stadt, der Plätze, Häuser und Straßen war fortwährend eine breite Kluft. Es geschah ein Unglück, es standen wichtige Dinge in den Zeitungen – mich ging es nichts an."

Für eine Depression gibt es viele mögliche Ursachen. Sie reichen von genetischen Dispositionen, dem sozialen Umfeld, der persönlichen Lebensgeschichte bis hin zur augenblicklichen Lebenssituation.

Schicksalhafte Ereignisse sind schmerzliche Erfahrungen, beispielsweise enttäuschte Liebe, Partnerschaftsprobleme, der Tod eines geliebten Menschen, Verlust des Berufs, Kränkungen und Zurücksetzungen ganz allgemein. Aber auch Herz-Kreislauf-Erkrankungen, Schilddrüsenleiden, Multiple Sklerose oder chronische Schmerzen können Auslöser einer Depression sein. Häufig führen auch körperliche Behinderungen nach einem Unfall oder hormonelle Umstellungen in den verschiedenen Lebensphasen zu Depressionen, vor allem in der Pubertät oder in den Wechseljahren. Medikamente können zu Depressionen führen, beispielsweise Mittel gegen zu hohen Blutdruck oder Migräne. Dasselbe gilt für Schadstoffe aus Nahrung und Umwelt und für Elektrosmog. In manchen Familien treten Depressionen gleich bei mehreren Personen auf. Bei ihnen kann eine erbliche Veranlagung vorliegen.

Unterschiedliche Ursachen von Depressionen

Die Depression hat viele Gesichter. Eine viele Jahre andauernde Überforderung im Beruf, ständiges Arbeiten bis an die Grenzen der eigenen Leistungsfähigkeit können zu Erschöpfungszuständen und in der Folge zu Depressionen führen. Rund 40 Prozent aller Angestellten leiden unter Stress. Das Lebenstempo hat sich in den vergangenen 200 Jahren verdoppelt. Aus dem Gefühl heraus, etwas Entscheidendes im Leben zu verpassen, versuchen viele Menschen zwei Leben in eins zu packen – mit dem Ergebnis, dass

Gehirn und Seele schließlich in Streik treten und die Depression sie zu einem langsameren Tempo zwingt.

Auch ständige Probleme in der Partnerschaft gelten als Auslöser dieser Krankheit. Auf der anderen Seite treten depressive Zustände auch als Folge zu geringer Belastung bei Menschen auf, deren Leben von körperlicher und geistiger Untätigkeit bestimmt ist. Das trifft vor allem auf ältere Menschen zu, wenn nach einem erfüllten Arbeitsleben der Ruhestand beginnt. Menschen in der zweiten Lebenshälfte leiden oft unter Orientierungslosigkeit und unter dem Gefühl, überflüssig zu sein.

Depressionen durch (falsche) Ernährung

Forschungsergebnisse aus neuerer Zeit legen den Verdacht nahe, dass Belastungen durch die Ernährung Depressionen auslösen. Nahrungsmittelallergien, Unverträglichkeiten mit Weizengluten, Mangel an essenziellen Fettsäuren, Vitaminen, Mineralien und Spurenelementen begünstigen das Entstehen von Depressionen. Diese Zusammenhänge hat man erst spät erkannt, weil die Ärzte bei Patienten mit psychischen Erkrankungen bisher kaum auf die Idee kamen, biochemische Untersuchungen durchzuführen.

Depressionen durch Schadstoffe

Elektrosmog durch hochfrequente und niederfrequente Strahlenbelastungen spielt eine immer größere Rolle bei der Entstehung von Depressionen. Der überall flächendeckend verbreitete Einsatz von Mobiltelefonen und schnurlosen Telefonen bei der Arbeit und im Privatleben stört das Zusammenspiel der menschlichen Nervenzellen empfindlich. Dass

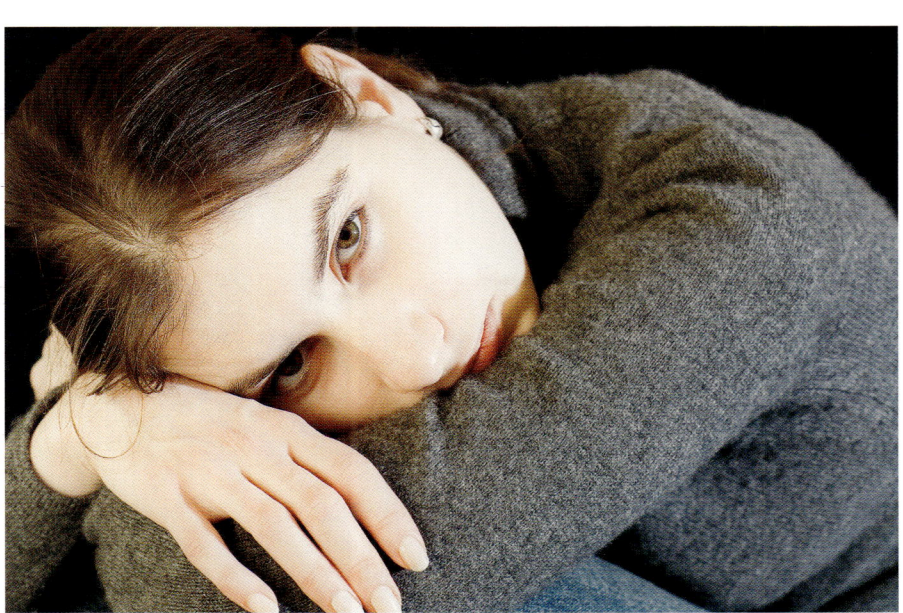

dieser elektronische Müll, der uns unausweichlich in unserem gesamten Lebensraum umgibt, unschädlich sein soll, versucht uns die Industrie vergeblich weiszumachen (siehe Abschnitt „Elektrosmog und andere Umweltbedingungen", Seite 18).

Die Altersdepression

Eine weitverbreitete Form der Depression tritt bei älteren Menschen nach dem 60. Lebensjahr auf. Die Betroffenen leiden unter Ängstlichkeit und Konzentrationsstörungen. Bei der Altersdepression überschneiden sich häufig die Beschwerden einer Depression mit denen einer Altersdemenz. Hinzu kommen oft körperliche Beschwerden wie Verstopfung, Hautveränderungen, Zungenbrennen oder nicht genau bestimmbare Schmerzen. Dieses unklare Beschwerdebild erschwert eine eindeutige Diagnose. Hinzu kommt die Angst vor sozialer Ausgrenzung und die Meinung, gegen solcherlei Altersbeschwerden könne man ohnehin nichts tun. So finden sich viele mit der Altersdepression ab und unternehmen nichts, obwohl ihnen gut zu helfen wäre.

Die Wochenbettdepression

Viele Frauen leiden im Anschluss an die Geburt eines Kindes stark unter Depressionen. Die Ursachen für Wochenbettdepressionen sind vielfältig. Der wichtigste Auslöser ist die massive hormonelle Umstellung ihres Organismus nach der Geburt des Kindes. Aber auch persönliche Veranlagung spielt eine Rolle. Ebenso kann sich psychischer oder körperlicher Stress verhängnisvoll auswirken. Junge Mütter leiden oft unter der Angst, sie könnten die auf sie zukommende extrem große Verantwortung nicht tragen und das Kind nicht ausreichend versorgen. Manche befürchten, die Beziehung zu ihrem Lebenspartner könne durch das Kind negativ beeinflusst werden. Schuldgefühle begünstigen die Depression.

Mit gut gemeinten Ratschlägen von Angehörigen ist hier nicht zu helfen. Denn Ratschläge sind immer auch Schläge. Manchmal treten Wochenbettdepressionen nur für kurze Zeit auf. Sie können aber auch über Monate andauern. In jedem Fall sind sie sehr ernst zu nehmen.

Die Winterdepression

Schon die alten Griechen wussten, dass Stimmung und Aktivität jahreszeitlichen Schwankungen unterliegen. Bei der Win-

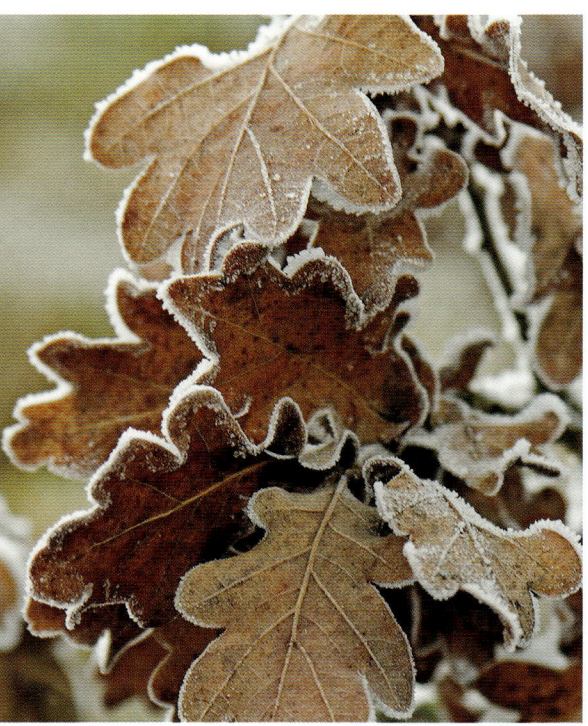

terdepression leiden die Betroffenen unter Stimmungsschwankungen, schlechter Laune, verminderter Tatkraft, starker Müdigkeit und hohem Schlafbedürfnis in den Herbst- und Wintermonaten. Diese Form der Depression gibt es vor allem bei den skandinavischen Völkern, bei denen die Sonne während der Wintermonate kaum zu sehen ist. Verbunden ist sie meist mit gesteigertem Appetit und Gewichtszunahmen.

Eine wissenschaftliche Erklärung für das Auftreten der saisonal bedingten Depression gibt es erst in Ansätzen. Experten gehen davon aus, dass bei den Betroffenen der Tag-Nacht-Rhythmus infolge veränderter Melatoninproduktion gestört ist. Sie ist davon abhängig, ob dem Organismus genügend Sonnenlicht zur Verfügung steht.

Das Burn-out-Syndrom

Menschen mit Burn-out-Syndrom leiden meist unter körperlicher und seelischer Erschöpfung. Sie haben Mühe, sich zu konzentrieren und ermüden schnell, sie fühlen sich lustlos und niedergeschlagen, minderwertig und von Selbstzweifeln geplagt. Zu einer nervösen Erschöpfung kommen oft körperliche Beschwerden hinzu, zum Beispiel Kopfschmerzen, Verdauungsstörungen und Übelkeit. Die Arbeit geht den Betroffenen nur noch schwer von der Hand. Vorgesetzte verstehen das häufig als Interesselosigkeit und reagieren mit Abmahnungen und Kündigungen. Auch das Privatleben leidet. Familie und Freunde werden vernachlässigt.

Um einschneidende Folgen zu verhindern, sollte man das Burn-out-Syndrom möglichst schon im Anfangsstadium bekämpfen. Das Buch zeigt hierzu zahlreiche wirksame Möglichkeiten auf – es sind weitgehend die gleichen wie bei Depressionen.

Typische Symptome und Beschwerden bei Depressionen

> Nachfolgende drei Fragen können Ihnen Auskunft über Ihre Grundbefindlichkeit geben. Wenn Sie diese Fragen vorbehaltlos mit „ja" beantworten können, erfüllen Sie die Voraussetzungen für ein glückliches Leben. Die Fragen lauten:
> - Lebe ich mit dem Menschen zusammen, den ich liebe?
> - Übe ich den Beruf aus, den ich liebe?
> - Lebe ich an einem Ort, den ich liebe?
>
> nach Dahlke, BIO 1/2008, 83

Woran aber erkennt man, wann jemand unter einer Depression leidet? Nicht jedes Stimmungstief ist gleich eine Depression. Jeder fällt im Laufe seines Lebens mitunter in ein „Loch". Solche krisenhaften Stimmungstiefs gehören zum menschlichen Leben ebenso wie die wechselnden Wetterlagen in der Natur. Eine kurzfristige depressive Verstimmung ist nicht mit einer Depression gleichzusetzen. Symptome wie Müdigkeit, Lustlosigkeit, schlechte Laune oder Traurigkeit treten bei Frauen als Folge des hormonellen Wechselgeschehens, dem sie ausgesetzt sind, häufiger auf als bei Männern. Oft werden sie als Folge von Überarbeitung abgetan und von den Betroffenen nicht ernst genommen. Vielfach handelt es sich um Reaktionen auf Überlastung, privaten oder beruflichen Stress oder um Trauer. Durch Eigeninitiative, manchmal mithilfe pflanzlicher Heilmittel für die Seele, verschwinden solche Verstimmungen jedoch bald wieder.

Anders verhält es sich bei der richtigen Depression. Ihre Symptome sind vielfältig und nicht immer eindeutig abgrenzbar. Depressionen lassen sich manchmal nicht ganz leicht erkennen. Mitunter tarnen sie sich und verstecken sich hinter allerlei anderen Krankheitsbildern. Von einer Depression spricht man im Allgemeinen erst, wenn die Symptome länger als sechs Monate ununterbrochen bestehen.

Anzeichen für das Bestehen einer Depression können folgende Merkmale sein:

- Freudlosigkeit
- Traurigkeit
- Schlafstörungen
- Ständige Müdigkeit
- Unruhe oder Irritierbarkeit
- Verschlechterte Konzentrationsfähigkeit
- Schlechtes Erinnerungsvermögen
- Zwanghaftes Grübeln
- Pessimismus, Hoffnungslosigkeit
- Veränderter Appetit
- Suchtverhalten
- Selbstmordgedanken
- Kopfschmerzen, Verdauungsstörungen, Übelkeit

Schlafstörungen – eine Volkskrankheit

Nicht jede Schlafstörung ist gleich behandlungsbedürftig. Die meisten Menschen haben irgendwann in ihrem Leben vorübergehend mit Schlafproblemen zu tun. Auslöser sind in der Regel typische Krisensituationen wie Partnertrennungen, familiäre Probleme, Tod eines nahe stehenden Menschen, Schwierigkeiten am Arbeitsplatz oder Verlust der Arbeitsstelle. In solchen Situationen ist das Auftreten von Schlafstörungen beinahe als normal anzusehen. Ungefähr bei jedem Zweiten in unserer Gesellschaft treten aber ernsthafte, wiederkehrende Schlafstörungen auf. Rund ein Fünftel der Bevölkerung leidet während des ganzen Lebens unter Schlafstörungen.

Jürgen Zulley, Psychologe und Schlafforscher an der Universität Regensburg, geht davon aus, dass jeder siebte Mensch in Deutschland behandlungsbedürftige Schlafstörungen hat. Aber längst nicht alle lassen sich deswegen vom Arzt behandeln. Bei Frauen scheinen Schlafstörungen weit häufiger aufzutreten als bei Männern, und ältere Menschen sind häufiger von ihnen betroffen als jüngere. Zudem leiden Stadtbewohner mehr unter Ein- und Durchschlafproblemen als Menschen auf dem Land.

In den ärztlichen Praxen zählen Schlafstörungen zu den am häufigsten genannten Beschwerden. Nur selten benennen die Patientinnen und Patienten sie aber als Anlass für ihren Arztbesuch, sondern meist klagen sie darüber in Zusammenhang mit anderen Beschwerden wie Erschöpfung, Müdigkeit und depressive Verstimmung.

Eine der weltweit größten Untersuchungen über Schlafstörungen ergab, dass fast jeder zweite Patient in deutschen Hausarztpraxen unter Schlafstörungen leidet. Ein Expertenteam um Professor Hans-Ulrich Wittchen von der Technischen Universität Dresden in Zusammenarbeit mit dem Münchner Max-

Planck-Institut für Psychiatrie hatte in 539 Arztpraxen mehr als 20.000 Patienten befragt. Das Ergebnis: 12,3 Prozent von ihnen kamen wegen Schlafstörungen zu ihrem Arzt. Überraschend war dabei die große Zahl von relativ jungen Patienten.[1]

Schlafstörungen treten in sehr vielen unterschiedlichen Formen auf. Vereinfacht gesehen, unterscheidet man zwischen Einschlaf- und Durchschlafstörungen. Aber es gibt auch Varianten, zum Beispiel zu frühes Erwachen.

Die Weltgesundheitsorganisation (WHO) spricht von einer behandlungsbedürftigen Schlafstörung, wenn folgende Merkmale vorliegen:

- Der/die Betroffene klagt über Einschlafstörungen oder über eine schlechte Schlafqualität,
- die Schlafstörungen bestehen seit mindestens einem Monat,
- sie treten wenigstens in drei Nächten pro Woche auf,
- der/die Betroffene fühlt sich beeinträchtigt und befürchtet negative Folgen,
- die Schlafstörung bereitet Leidensdruck und
- sie wirkt sich störend auf die soziale und berufliche Leistungsfähigkeit aus.

Manche Menschen schlafen zwar abends mühelos ein. Aber nachts wachen sie auf

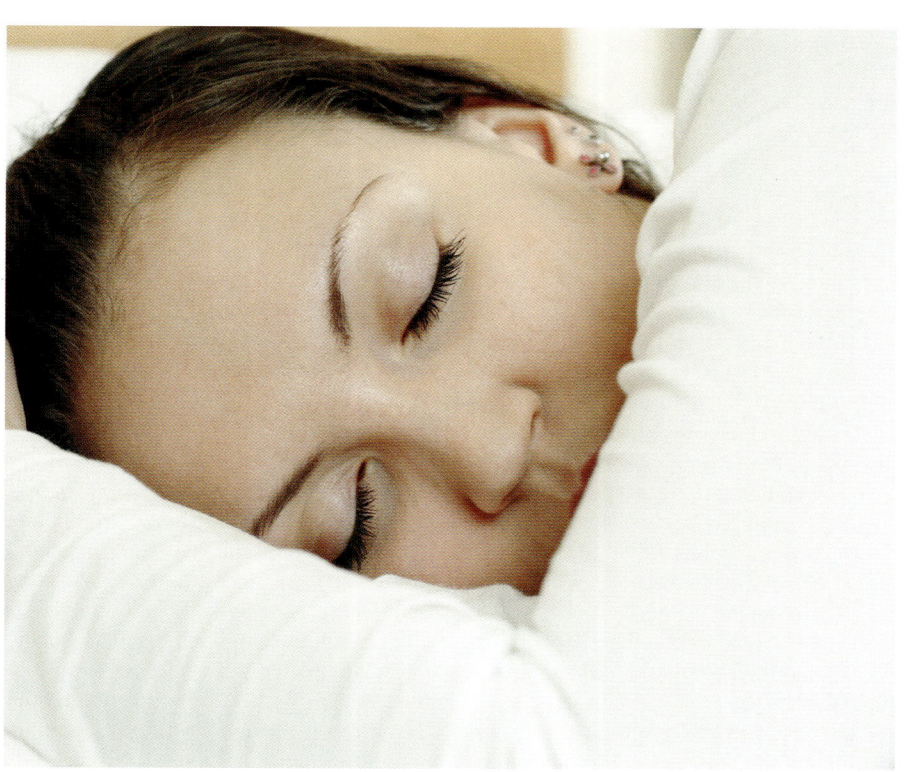

und können nicht wieder einschlafen. Sie liegen dann stundenlang wach und fühlen sich am Morgen völlig erschöpft. Hinter solchen Schlafstörungen kann sich eine Depression verbergen. Behandelt werden muss dann nicht die Schlafstörung, sondern die Depression.

Der Griff zu Schlaftabletten sollte immer eine Ausnahme bleiben. Synthetische Schlafmittel, die sogenannten Barbiturate, dürfen nicht über einen längeren Zeitraum eingenommen werden, denn die Gefahr einer Abhängigkeit ist sehr groß. Außerdem können nach dem plötzlichen Absetzen des Medikaments die Schlafstörungen noch stärker auftreten als zuvor.

Mögliche Ursachen für Schlafstörungen

Die Ursachen für Schlafstörungen sind vielfältig. Häufig liegen sie in seelischen Problemen. Alles, was die Seele aus dem Gleichgewicht bringt, kann zu Schlafstörungen führen. Dazu gehört Stress durch zu hohe Anforderungen beruflicher oder familiärer Art, durch Mobbing, fehlende Anerkennung, Ärger, Aufregung. Selbst Einsamkeit kann zu Stress und zu Schlafproblemen führen. In der Nacht melden sich oft unerledigte Probleme des Tages wieder. Sie erscheinen uns dann dringlicher und manchmal unüberwindbarer.

Untersuchungen beweisen eindeutig, dass Lärm die Schlafqualität deutlich beeinträchtigt. Selbst bei Menschen, die sich an nächtlichen Lärm scheinbar gewöhnt haben, verringert sich die Tiefe des Schlafes. Mit nachteiligen Folgen für ihre Gesundheit müssen Menschen rechnen, die neben stark befahrenen Bahngleisen, Straßen oder Einflugschneisen von Flughäfen wohnen. Lärm kann übrigens auch das Schnarchen des Partners sein.

Licht stört den Schlaf ebenfalls häufig. Denn es dringt selbst bei geschlossenen Augen durch die Augenlider. Wenn also ein Partner im Bett noch lesen und der andere schon schlafen möchte, sollte man ebenso wie bei Schnarchern über getrennte Schlafzimmer nachdenken. Auch die Temperatur im Schlafzimmer hat einen Einfluss auf den Schlaf. Sie sollte zwischen 14 und 18 Grad liegen. Ebenso können durchgelegene oder zu weiche Matratzen und zu schwere Bettdecken dazu führen, dass man schlecht schläft.

Koffeinhaltige Getränke, Arzneimittel, Appetitzügler, blutdrucksenkende Mittel, Antidepressiva und Medikamente gegen Migräne können belebend wirken. Sie sollten daher möglichst nicht kurz vor dem Schlafengehen eingenommen werden.

Alkohol macht zwar zunächst müde. Später aber beeinträchtigt er die Schlafqualität deutlich. Der Körper wird belastet, wenn er während des Schlafes beträchtliche Mengen Alkohol abbauen muss. Die Folge ist, dass man schon nach kurzer Zeit wieder wach wird und sich dann schlaflos herumwälzt. Alkohol wirkt außerdem als Nervengift und unterdrückt die für die Erholung des Körpers notwendigen Tiefschlafphasen.

Organische Erkrankungen wie Schilddrüsenüberfunktion, Rückenprobleme, Migräne, Herzerkrankungen und Schmerzen jeder Art können ebenfalls Schlafprobleme mit sich bringen. Schlafstörungen treten aber auch als Symptom von psychischen Erkrankungen auf, zum Beispiel bei Demenz, Depressionen oder Angststörungen.

Umweltgifte aus Lacken, Spanplatten, Teppichen, Farben und Dämmstoffen verursachen nicht nur Allergien, sondern auch Schlafstörungen und Depressionen. Ähnliches gilt für Elektrosmog.

Wie viel Schlaf braucht der Mensch?

Das Schlafbedürfnis ist bei den einzelnen Menschen sehr unterschiedlich ausgeprägt. Sechs bis acht Stunden gelten als normal. Manche kommen aber mühelos mit nur fünf Stunden auch über längere Zeiträume ihres Lebens aus. Andere wieder brauchen zehn Stunden nächtliche Auszeit, um sich am Tag frisch und wohl zu fühlen. Kinder brauchen mehr Schlaf als Erwachsene. Ob der Schlafbedarf im Alter zurückgeht, lässt sich nicht eindeutig sagen. Deshalb ist es nicht möglich, allein aufgrund der Schlafzeit auf ein Schlafdefizit oder gar auf eine Schlafstörung zu schließen.

Wichtiger ist, über einen längeren Zeitraum zu beobachten, ob Sie sich tagsüber unausgeschlafen, abgeschlagen und müde fühlen. Darin können Hinweise auf zu wenig oder qualitativ nicht ausreichenden Schlaf liegen. Schon wenn wir mehrere Nächte lang nur eine Stunde weniger als sonst schlafen, wirkt sich das negativ auf unsere Gesundheit aus. Aber auch zu viel Schlaf ist keineswegs optimal. Denn dann leidet die Schlafqualität. Wir wachen häufiger in der Nacht auf und können dann oft nur schwer wieder einschlafen.

Neben wertvollen allgemeinen Tipps für einen gesunden Schlaf finden Sie in diesem Buch eine Reihe gezielt wirkender Mittel aus der Naturmedizin, die Ihre Seele bei Unruhe, Depression oder Schlafstörungen wieder ins Gleichgewicht bringen. Auf sie können Sie bei Bedarf zurückgreifen, ohne Abhängigkeit oder wesentliche nennenswerte Nebenwirkungen befürchten zu müssen.

Psychische Erkrankungen durch moderne Lebensbedingungen

Die Weltgesundheitsorganisation (WHO) hat schon vor mehr als 30 Jahren darauf hingewiesen, dass rund 80 Prozent aller chronischen Erkrankungen einen Bezug zu Umweltbelastungen haben.

Einzelnen Schadstoffen kann unser Organismus noch durch Anpassung begegnen. Doch wenn ihre Zahl sich vervielfacht, ist er irgendwann überfordert. Wie ein Fass, das plötzlich überläuft, reagiert er dann mit heftigen Alarmsignalen. Krankheitssymptome waren vorher nicht spürbar. Umso unbegreiflicher sind für die Betroffenen diese ungewohnten Krankheitsreaktionen ihres Körpers.

Unendlich viele chemische Substanzen, Hormone, Antibiotika, Rückstände von Medikamenten, Säuren und chemische Verbindungen, die in der Natur nicht vorkommen, gelangen über die Ausscheidungen der Menschen in die Kanalisation und schließlich ins Grundwasser. Sie finden sich inzwischen in Flüssen, Seen und Meeren. Hormonrückstände von Antibabypillen entdeckt man im Trinkwasser und im Grundwasser selbst in der Antarktis. Antibiotika und Hormone gelangen auf dem Weg über die Nahrungskette in das Fleisch auf unseren Teller. Schwermetalle und Dioxine finden sich im Fisch wieder, selbst in Gemüse und Salat.

Diese unfreiwillige Hormon- und Giftzufuhr stört das empfindliche Gleich-

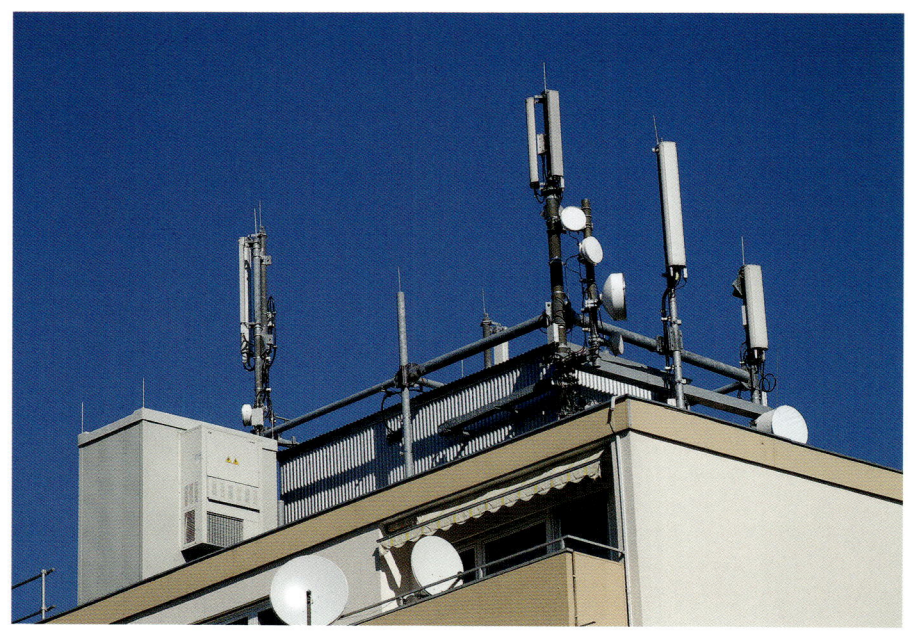

gewicht der körperlichen und seelischen Funktionen in unserem Organismus.

Elektrosmog und andere Umweltbelastungen

Wir sind in unserem Lebensraum immer mehr hoch- und niederfrequenten Strahlungen ausgesetzt. Der ständig zunehmende Elektrosmog durch Strom und die zunehmenden Funk- und Fernsehwellen, durch Mobiltelefone, Satellitenfunk, sich ständig weiter ausbreitende Radarsysteme, die zunehmende Belastung durch Gifte in Umwelt und Nahrung sowie durch erhöhte Radioaktivität schädigen unseren Organismus in seiner Abwehrfähigkeit deutlich.

Inzwischen gibt es mehrere wissenschaftliche Untersuchungen, die gehäuft Krebserkrankungen bei Menschen gefunden haben, welche in der Nähe von Hochspannungsleitungen oder von Elektroleitungen der Eisenbahnlinien wohnen. Gerichte haben in ihren Entscheidungen solche Zusammenhänge ebenfalls seit Langem anerkannt.[2]

Viele schnurlose Telefone strahlen 24 Stunden am Tag, auch wenn man nicht telefoniert. Ihre hochfrequente Strahlung wirkt noch stärker störend auf unseren Organismus als die Mobilfunksender, die uns überall umgeben. Vor allem auf Kleinkinder, Kinder und Jugendliche wirken Störungen durch elektromagnetische Strahlung verhängnisvoll, selbst wenn sich die Folgen erst Jahre später zeigen. Solche Probleme treten bei Telefonen mit Schnur nicht auf. Die Industrie beginnt zu reagieren: Neuerdings gibt es auch schnurlose Telefone, die ihre Strahlung abschalten, wenn sie nicht benutzt werden.

Radiowecker, Fernseher im Schlafzimmer und andere niederfrequente Stromquellen erhöhen den Elektrosmog, der uns ohnehin beinahe unausweichlich umgibt. Die hochfrequenten Strahlungen, die von Mikrowellengeräten ausgehen, wirken extrem störend auf unseren Organismus. Schon 1980 stellte das Deutsche Bundesamt für Strahlenschutz fest, dass durch Mikrowellen die Enzyme und enzymatischen Prozesse verändert, die Hormone der Schilddrüse und der Nebennierenrinde negativ beeinflusst und die Zusammensetzung, Funktion und Konzentration von Blutbestandteilen verändert werden.

Jede einzelne diese Belastungen wäre vielleicht noch hinnehmbar. Aber die explosionsartige Vermehrung von schädlichen Strahlungen durch Mobilfunk, Richtfunk, Handys, Radar, Radio, Fernsehen, Satelliten- und Haustelefonanlagen hat in den letzten zwei Jahrzehnten in ihrem Zusammenwirken zu einer massiven Gesundheitsbelastung geführt. Die grundlegenden natürlichen Lebensgesetze der Menschen werden verletzt, und was am schlimmsten ist: die zahllosen kranken, depressiven, erschöpften und verzweifelten Menschen können sich nur schwer angemessen dagegen wehren. Doch wenn man sich selbst heilen will, führt kein Weg daran vorbei, selbst die Verantwortung für die eigene Gesundheit zu übernehmen und etwas zu tun.

Ernährungsgewohnheiten

Hinzu kommen falsche Ernährungsgewohnheiten mit zu viel Zucker, Weißmehl, Fleisch und tierischen Fetten und zu viel Alkohol. Dagegen ernährten sich die Menschen früher weit gesünder. Zu-

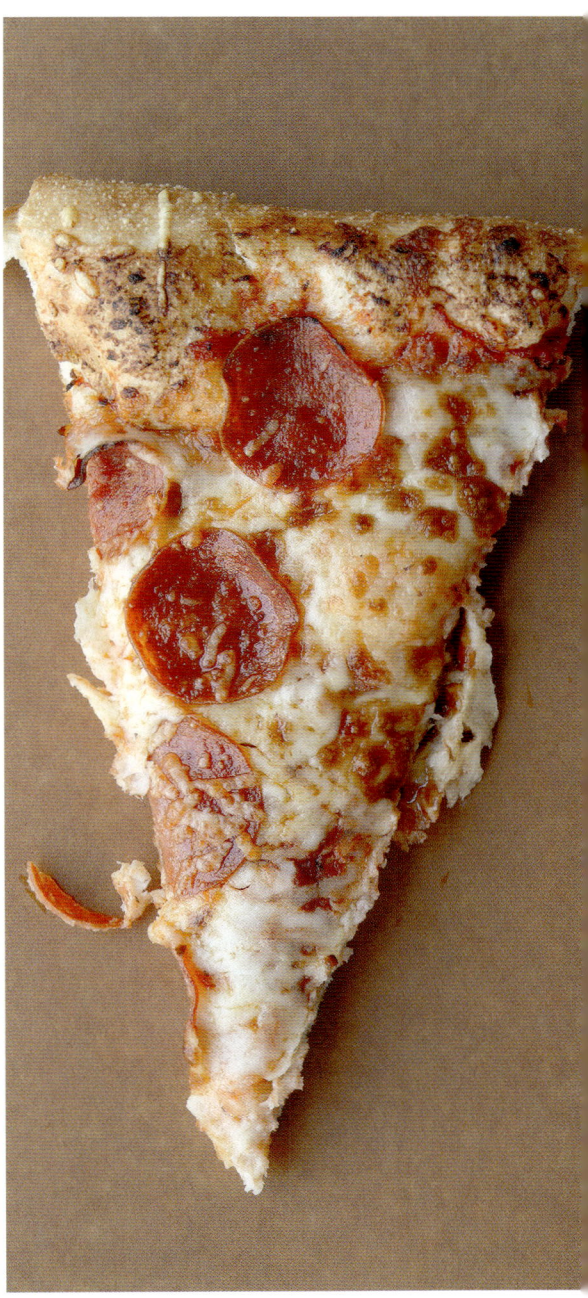

19

cker und Weißmehl galten als Luxusgüter. Die Möglichkeiten, Nahrungsmittel zu konservieren, waren begrenzt.

Heute ernähren sich viele Menschen überwiegend von Fast Food, besonders Jugendliche. Fettleibigkeit von Kindern hat sich in den USA zu einem Gesundheitsproblem ersten Ranges entwickelt. Ähnlich steht es um die Fettleibigkeit der Erwachsenen. In New York sind bereits mehr als die Hälfte der Erwachsenen fettleibig. Bei uns bringen inzwischen 66 Prozent aller Männer und rund 51 Prozent aller Frauen Übergewicht auf die Waage. Dadurch erhöht sich das Risiko von Herzkrankheiten, Diabetes, Krebs und Schlaganfall. Asthma, Arthritis, das Aufmerksamkeitsdefizit-Syndrom, Lern- und emotionale Probleme und weitere gesundheitliche Beeinträchtigungen treten verstärkt auf.

Dr. Eric Bravermann, Direktor von Path Medical, erklärte bei einer Pressekonferenz amerikanischer Politiker im Juni 2007 in New York: „In meinen mehr als 20 Jahren als praktizierender Arzt habe ich niemals derart viele kranke Kinder gesehen wie in den letzten Jahren. Ich sehe heute mehr Asthma und Diabetes, mehr Lern- und Verhaltensstörungen und Depressionen, mehr Süchtigkeit nach Zucker, Kohlehydraten und Salz. Ich sehe jetzt Kinder mit Typ-II-Diabetes – früher ausschließlich bei Erwachsenen vorkommend. All das ist das Ergebnis einer neuen Epidemie: Kinderfettleibigkeit. Wir sehen aber auch eine große Vielzahl von endokrinen Störungen (Anmerkung: das sind Störungen das Drüsensystems), beschleunigter Pubertät, polyzystischen Ovarien, Unregelmäßigkeiten in den Wachstumshormonen und vieles mehr."[3]

Selbst gekochte Mahlzeiten bekommen Seltenheitswert. Das wäre nicht einmal so schlimm, wenn Rohkost und Obst an ihre Stelle träten. Doch Pommes, Hamburger und Süßigkeiten sind tote Nahrung. Sie erhält Menschen nicht lebendig, sondern raubt ihnen zusätzlich Lebensenergie.

Genussmittel aller Art, wie beispielsweise Rauchen, Kaffee, Alkohol und Drogen, belasten Körper und Seele stark. Das Rauchen und Kaffeetrinken erhöhen das Risiko, an Schlafstörungen zu erkranken, deutlich.

Aber auch die fehlende Ruhe beim Essen kann zu Störungen führen: Durch unkonzentriertes, hastiges Essen in zu reichlichem Maße kann das für den Verdauungsvorgang wichtige Einspeicheln im Mund nicht hinreichend stattfinden. Ein großer Teil der Nahrung wird daher nicht mehr richtig verwertet und begünstigt das Entstehen von Übergewicht, Vitaminmangelzuständen und Schlafstörungen.

Schwermetallbelastungen im Körper

Die Zunahme chemischer Gifte im Körper, allen voran Quecksilber aus dem Amalgam der Zahnfüllungen, übersteigt inzwischen bei vielen Menschen längst die von der Weltgesundheitsorganisation (WHO) festgesetzten Grenzwerte. Ähnliches gilt für Cadmium, das wir über die Nahrung und Umwelt aufnehmen. Allein durch Passivrauchen erhöht sich die Cadmiumaufnahme noch einmal um mehr als das Doppelte.

Dauernde überhöhte Quecksilberbelastungen führen dazu, dass der Organismus eine erhöhte körperliche und seelische Krankheitsbereitschaft entwickelt. Allergien, Gedächtnisstörungen, Schlaflosigkeit, Erregbarkeit, Antriebslosigkeit, Depressionen und unbestimmte Ängste sind die Folge. Quecksilber ist ein Nervengift mit hohem Schädigungspotenzial. Allein Essen und Trinken führen heute schon zu einem Überschreiten des gesetzlich festgelegten Grenzwertes um ein Vielfaches.

Dauerhaft überhöhte Cadmiumeinwirkungen bewirken häufig eine verzögerte Ausscheidungsarbeit der Nieren. Auch hier kommt es wieder zu Störungen des Zentralnervensystems, zu Überreizungszuständen des Herz-Kreislauf-Systems, zu Hormonstörungen, Depressionen, Unregelmäßigkeiten im Biorhythmus und im Schlaf-wach-Rhythmus. Solche Störungen versteht man dann häufig als psychosomatisch bedingt. Doch sie widerstehen jeder psychotherapeutischen Behandlung.[4]

Schwermetalle wirken nicht nur auf den Körper, sondern sie verändern die gesamte Persönlichkeit des Menschen. Sie beeinflussen unser Fühlen, Denken und unser Verhalten. Sie verändern die Leitfähigkeit der Nervenzellen und des Gewebes. Damit verändert sich der ganze Mensch. Er wird depressiv, aggressiv, überdreht, hysterisch, egozentrisch auf sich selbst bezogen.

Quecksilber und andere Schwermetalle sind an der bedrohlich anwachsenden Zahl von Verhaltensauffälligkeiten bei Kindern beteiligt. Hyperaktivität, Autismus, Depression, Schlafstörungen, Aggressivität gab es zwar auch vor der Giftbelastung in der modernen Gesellschaft, aber längst nicht in einem so bedrohlichen Ausmaß wie in der jüngsten Zeit.

Eine Schweizer Studiengruppe fand bereits Mitte des 20. Jahrhunderts heraus, dass Menschen, die in unmittelbarer Nähe von verkehrsreichen Durchgangsstraßen wohnen, nicht nur eine rund siebenfach höhere Krebssterblichkeit aufwiesen als Bewohner verkehrsferner Gebiete, sondern man fand auch ein verstärktes Vorkommen nervöser Störungen, wie Kopfschmerzen, Müdigkeit, Magen-Darm-Beschwerden, Depressionen und Medikamentenmissbrauch. Die Forscher um Dr. Walter Blumer gingen davon aus, dass diese auffallenden Ergebnisse mit den hohen Autoabgaswerten in der Nähe der Hauptstraße zusammenhingen.[5]

Kunstdünger und Intensivbewirtschaftung der Äcker

Das Verlassen des natürlichen Pflanzenanbaus führt zu einer Überlastung des Bodens mit Nitraten. Sie belasten das Trinkwasser und erhöhen die Krebsgefahr.

Auf der anderen Seite kommt es durch die Intensivbewirtschaftung zu einem Auslaugen des Bodens. Wertvolle Mineralien wie Selen und Zink fehlen immer stärker. Zink braucht der Organismus des Menschen aber gerade, um Schwermetallgifte auszuscheiden. Selen spielt eine wichtige Rolle bei der Bekämpfung von sogenannten „freien Radikalen". Das sind freie Ionen, die sich sehr leicht selbst mit ruhenden Krebszellen verbinden und sie stärken können. Deshalb sind Selen und Germanium als „Radikalenfänger" von besonderer Bedeutung. Doch in den ausgelaugten Böden findet man sie als Spurenelemente bei uns kaum noch.

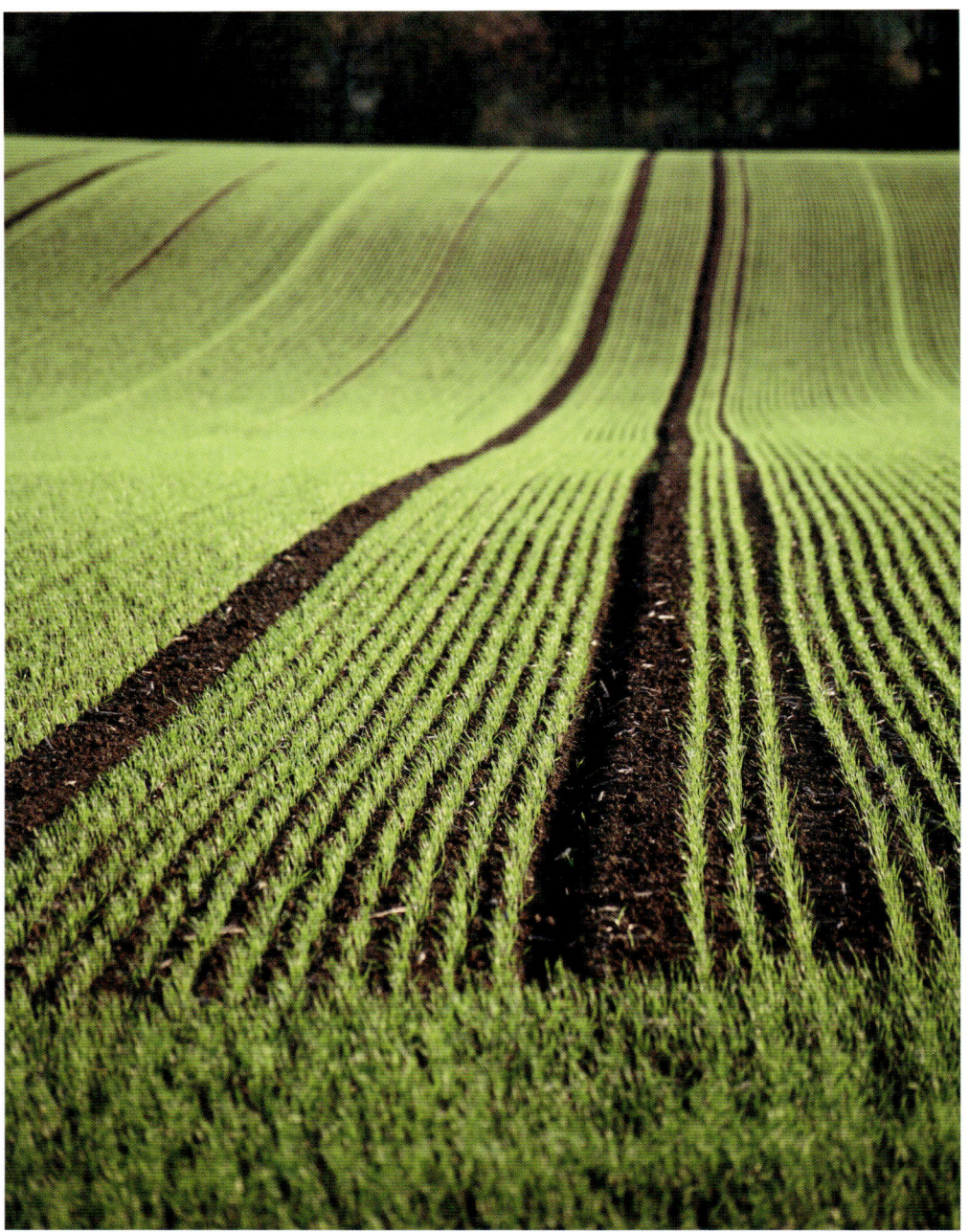

Trinkwasserbelastungen

Energetisch totes Trinkwasser, das mit Nitrat und Pestiziden belastet ist, kann uns die notwendige Lebensenergie kaum mehr vermitteln. Dabei braucht unser Körper mindestens eineinhalb Liter Wasser pro Tag, um seine Entgiftungsarbeit über die Nieren leisten zu können.

Der Mensch besteht zu etwa 65 bis 70 Prozent aus Wasser. Alles Leben kommt aus dem Wasser. Wasser dient dem Organismus des Menschen als „Kläranlage". Es nimmt die anfallenden Stoffwechselschlacken auf und leitet sie über die Lymphe und das Blut aus dem Körper. Je höher der Körper mit Schadstoffen belastet ist, umso wichtiger wird es, ihm reichlich unbelastetes Wasser zuzuführen. Durchspülen ist eine der wirksamsten Möglichkeiten, Giftstoffe aus dem Körper loszuwerden.

Stress und Reizüberflutung

Stress, Unruhe in der gesamten Lebensführung, ständige Berieselung durch Fernsehen und Radio, Verkehrslärm, berufliche Überforderungen, Kummer, negatives Denken, Hetze, Termindruck, Angst und Aufregungen schaden der Gesundheit.

Nach neueren wissenschaftlichen Untersuchungen leidet heute rund ein Drittel aller Kinder und Jugendlichen unter psychosomatischen Krankheitsbeschwerden. Vor allem Mädchen sind betroffen. Sie klagen über Allergien, Asthma, Bronchitis, Hautausschlag und Neurodermitis. Verantwortlich sind längst nicht nur die Schadstoffe aus dem Lebensumfeld. Ursachen sind Stress durch massive Reizüberflutung – nicht nur, aber auch durch die modernen Massenmedien – und Überforderung durch den von Eltern ausgeübten Leistungsdruck. Auch leiden die Kinder häufig unter den Beziehungskrisen der Eltern. „Der Körper sucht sich zur Gegenwehr ein Ventil und findet es in allen möglichen Krankheiten" – so der bekannte Bielefelder Gesundheits- und Jugendforscher Professor Klaus Hurrelmann. Rund eine Million Kinder und Jugendliche in Deutschland sind nach Experteneinschätzung seelisch krank. Neben emotionalen und sozialen Verhaltensstörungen und Aufmerksamkeitsdefiziten behandelten Psychiater und Psychotherapeuten immer mehr Kinder mit Ängsten und Depressionen, sagte die Vorsitzende des Berufsverbandes der Ärzte für Kinder- und Jugendpsychiatrie und Psychotherapie in Deutschland, Christa Schaff.

Unsere Gesellschaft lebt immer schneller. Überall versucht man, noch mehr Zeit herauszuholen – am Arbeitsplatz, aber immer mehr inzwischen auch im Privatleben. Man schläft kürzer, man isst schneller. Selbst das Duschen geht schneller. Trendforscher kommen zu dem Ergebnis, die Generation der sogenannten Netzwerkkinder (damit sind die ab 1980 geborenen Kinder gemeint) sei bereits daran gewöhnt, mehrere Dinge gleichzeitig zu tun. Ruft man heute in einer Firma an, so geschieht es nicht selten, dass der Gesprächspartner zugleich noch ein Gespräch auf einer anderen Leitung führt und seine Aufmerksamkeit zwischen beiden teilt. Um Zeit zu sparen, trinken heute viele Menschen bereits ihren Kaffee auf dem Weg zur U-Bahn. Sie verfolgen die neuesten Nachrichten beim Training im Fitnessstudio und telefonieren beim Fernsehen. Nach Umfragen essen und unterhalten sich 24 Prozent der Deutschen vor ihrem

Fernsehgerät. Acht Prozent schlafen sogar, während Fernsehsendungen weiterlaufen.

Multitasking lautet das Fachwort für diesen durchaus umstrittenen Lebensstil. „Multitasking macht krank" warnen inzwischen Forscher aus den USA. Sie verweisen auf deutliche Aufmerksamkeitsdefizite bei den Untersuchten. Die ständige Überdosis an Informationen aufgrund moderner Technologien führt zu verkürzten Aufmerksamkeitsspannen. Sogar Probleme mit dem Kurzzeitgedächtnis können durch die ständige Reizüberflutung entstehen.

Offenbar gibt es Unterschiede in den Reaktionen. Die US-Wissenschaftlerin Carol Kallendorf geht davon aus, dass extrovertierte Menschen sich durch „Multitasking" eher auf Hochtouren gebracht fühlen. Introvertierte klagen dagegen, sie könnten sich nicht mehr auf eine Aufgabe konzentrieren. Alle Energien würden aufgezehrt. Bei ihnen kommt es gehäuft zu Störungen der Seele, wie Schlafproblemen oder Depressionen.

Allerdings scheint zum Multitasking auch eine Gegenbewegung zu entstehen. Mehr Stress versuchen die Menschen durch mehr Wellness auszugleichen. Wellness ist so gesehen ein Versuch, Zeit zurückzugewinnen.

Fehlende Geborgenheit

Das fehlende Sich-eingebettet-Fühlen in eine kosmische Ordnung und in die Natur fördert das lebensschädliche Gefühl der Sinnlosigkeit und des Alleingelassenseins. In Deutschland geht inzwischen ungefähr jede dritte Ehe in die Brüche. In den USA liegt die Zahl der Scheidungen noch höher.

Die Sehnsucht nach einer festen religiösen Bindung besteht noch immer, vor allem bei jungen Menschen. Aber die Amtskirchen können vielen Menschen offenbar nicht mehr das bieten, was sie suchen.

Die Menschen leiden unter mangelnder Geborgenheit in einer festen Gemeinschaft und unter dem Gefühl des Isoliertseins.

Mittel gegen Depressionen, Unruhe und Schlafstörungen

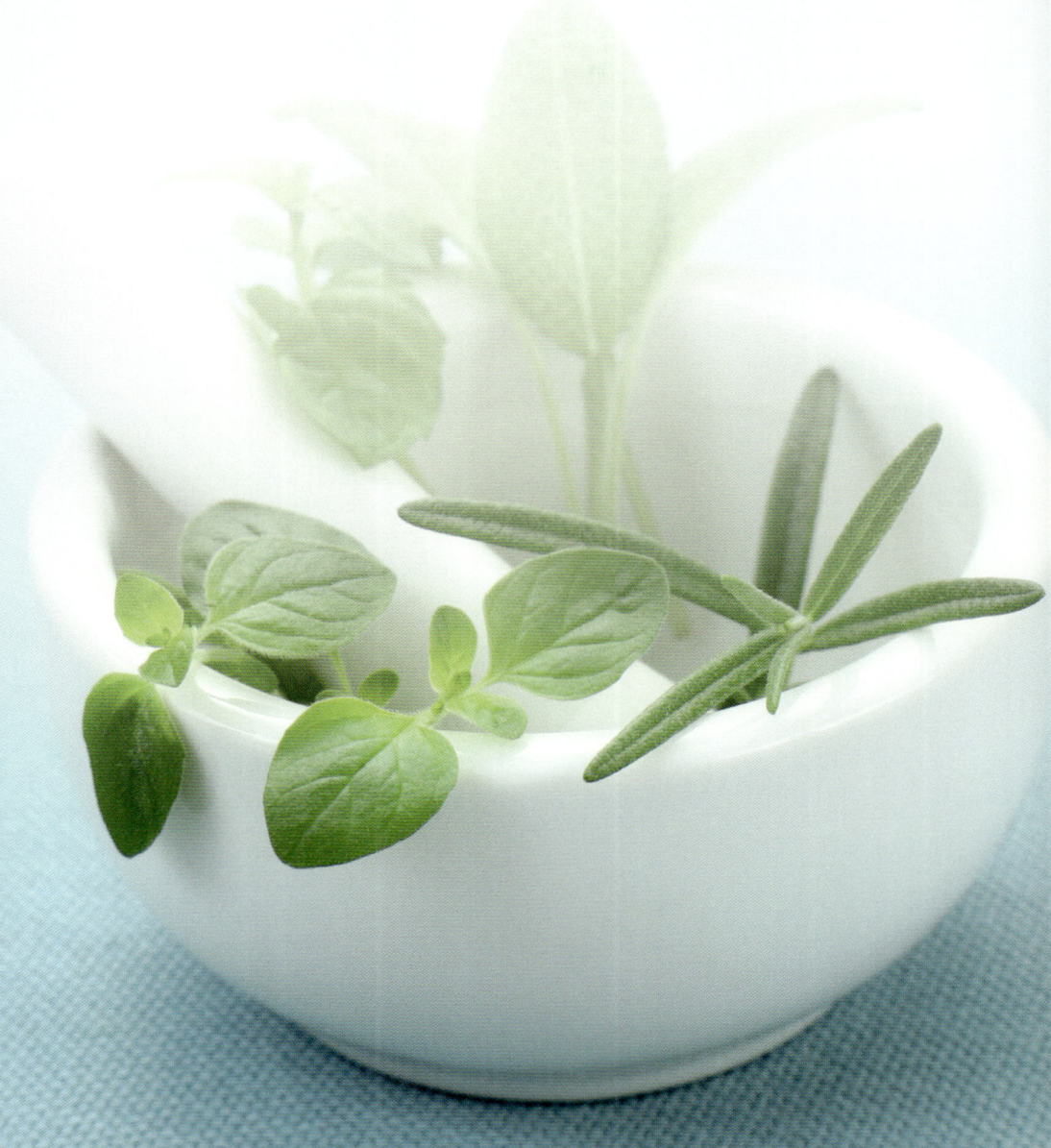

Mittel der Schulmedizin

Die moderne Schulmedizin bietet schnelle und wirksame pharmazeutische Hilfen bei Depressionen und Schlafstörungen. Gegen Depressionen stehen ihr mehrere unterschiedlich wirkende Gruppen von Medikamenten zur Verfügung.

Ein Drittel aller Behandelten spricht jedoch auf die gängigen Antidepressiva überhaupt nicht an. Bei vielen Patienten wirken sie nur vorübergehend. 20 bis 30 Prozent aller Teilnehmer an Studien über die klassischen Antidepressiva brechen die Einnahme wegen der zu starken Nebenwirkungen ab. Weit wichtiger als das Einnehmen von Antidepressiva wäre, im Vorfeld tätig zu werden, rechtzeitig vorzubeugen, zur Selbsthilfe zu befähigen, ehe der Ernstfall eintritt.

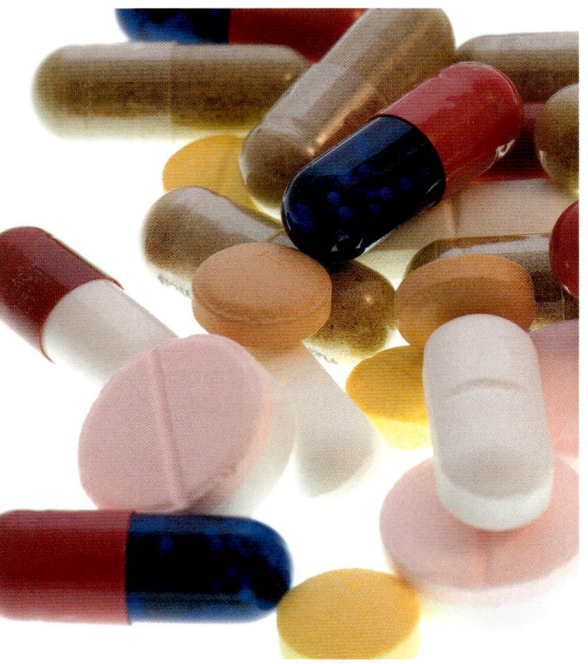

Trizyklische Antidepressiva

Die trizyklischen Antidepressiva gibt es seit etwa 1960. Ihre Wirkung ist breit und relativ ungezielt angelegt. Sie verhindert die Wiederaufnahme von Serotonin, Noradrenalin und Dopamin in die Nervenzellen. So bleiben diese Botenstoffe länger im Organismus verfügbar und können dort wirken. Die Konzentration der Botenstoffe wird bei dieser Medikamentengruppe hoch gehalten, und das wirkt sich positiv auf die Stimmung aus. Ihre Wirkung setzt frühestens nach drei Wochen ein.

Doch es kommt zu vielen Nebenwirkungen, die meist schon nach kürzerer Zeit auftreten: Mundtrockenheit, Verdauungsstörungen, Gewichtszunahme oder -abnahme, Brechreiz, Müdigkeit, verschwommenes Sehen, Verwirrtheit, Mattigkeit, Harnverhalten, Impotenz, Veränderungen des Brustumfangs, Hodenschwellungen. In seltenen Fällen treten Ausschlag, Nesselfieber, Hautjucken und bei älteren Menschen Harninkontinenz auf. Mitunter kommt es auch zu Hepatitis, Gelbsucht und Herzrhythmusstörungen. Heute spielen die trizyklischen Antidepressiva in der Praxis keine große Rolle mehr. Die Ärzte setzen sie ein, wenn andere Medikamente versagen.

Ähnlich wirken auch die tetrazyklischen Antidepressiva. Sie erhöhen vor allem den Noradrenalinspiegel.

Selektive Serotonin-Wiederaufnahmehemmer

Die Mittel der SSRI-Gruppe (von Selective Serotonine Reuptake Inhibitor) sind seit 1988 im Handel. Sie wirken ähnlich wie die trizyklischen Antidepressiva, hemmen aber nur die Wiederaufnahme von

Serotonin. Außerdem vermuten Experten, dass sie das Bilden von Gamma-Aminobuttersäure (GABA) im Gehirn anregen, was ähnlich wie Alkohol stimmungsaufhellend wirkt.

Die Nebenwirkungen sind bei den SSRI weniger schwerwiegend als bei den trizyklischen Antidepressiva. Doch rund 20 Prozent der damit Behandelten klagen über Schwindel, Kopfschmerzen und Schlafstörungen. Auch Angst, Schläfrigkeit, Schwäche, Appetitlosigkeit, Mundtrockenheit, Nervosität, Muskelzittern, Magenschmerzen und Schwitzen treten auf. Manchmal kommt es auch zu Halsentzündungen, Impotenz, Muskelschmerzen, Hautausschlägen, Blähungen, Fieber und Herzklopfen.

Ähnlich wie für Serotonin gibt es auch für Noradrenalin Wiederaufnahmehemmer (NARI). Einige Medikamente hemmen gezielt die Wiederaufnahme von Serotonin und Noradrenalin (SNRI) zugleich.

MAO-Hemmer

Seit den 1950er-Jahren gibt es die sogenannten MAO-Hemmer. Sie hemmen das Enzym Monoaminooxidase, das für den Abbau der Botenstoffe (Neurotransmitter) im Gehirn sorgt. Die MAO-Hemmer halten die Konzentration der Botenstoffe Serotonin, Dopamin und Noradrenalin im Gehirn hoch.

Die Ärzte verordnen MAO-Hemmer vor allem bei schweren Depressionen und bei Panikattacken. Ihre Wirkung ist zwar recht gut, aber leider haben auch sie bedenkliche Nebenwirkungen wie Impotenz, Harnverhalten, Schlaflosigkeit, Kopfschmerzen, Angstgefühle, Müdigkeit, Benommenheit, Gewichtsprobleme. Schon durch den gleichzeitigen Verzehr von Lebensmitteln wie Käse und Wein können Probleme auftreten, ebenso durch Wechselwirkungen mit anderen Medikamenten.

Atypische Antidepressiva

Einen anderen Weg in ihrer Wirkung gehen die atypischen Antidepressiva. Sie hemmen nicht die Wiederaufnahme von Nervenbotenstoffen durch den Körper in einer Art Recycling, sondern ihre Wirkung beruht darauf, dass sie den Nervenzellen vortäuschen, es seien noch nicht genügend Botenstoffe vorhanden. So erhöht der Körper seine Produktion. Eine Stimmungsaufhellung tritt ein.

Tranquilizer

Die Benzodiazepine sind Beruhigungsmittel (Tranquilizer). Das bekannteste unter ihnen ist Valium. Tranquilizer erhöhen die Wirkung der Gamma-Aminobuttersäure (GABA). Ihre Wirkung ist leicht stimmungsaufhellend und angstlösend. Sie entspannen die Muskeln, beruhigen und fördern den Schlaf. Gefährlich an ihnen ist, dass sie sehr leicht zur Abhängigkeit führen. Als weitere Nebenwirkungen können auftreten: Verhaltensstörungen, Geistesstörungen, Erinnerungsprobleme, Verwirrtheit, Halluzinationen, starke Irritationen, Aggressivität, Schläfrigkeit, Schwindel, Koordinationsstörungen, verschwommenes Sehen, Brechreiz, Magenverstimmungen, Durchfall, Verstopfung, Kopfschmerzen und allergische Reaktionen.

Die Alternative: Selbsthilfe für die Seele durch Pflanzen und Vitalstoffe

Rund 65 Prozent der Bevölkerung wenden Naturheilmittel an, wenn sie selbst oder ihre Angehörigen erkrankt sind. Unter ihnen sind überdurchschnittlich viele Frauen, nämlich 74 Prozent, die regelmäßig oder gelegentlich zu Naturheilmitteln greifen. Das ergab eine Untersuchung des Allenbach-Instituts für Demoskopie aus dem Jahr 1997.[6] Der Trend, sich selbst bei Befindlichkeitsstörungen und leichteren Erkrankungen mit Naturheilmitteln zu behandeln, hält an. 56 Prozent der Befragten gaben an, dass sie in letzter Zeit selbst gekaufte Naturheilmittel eingenommen haben.

Der gleiche Trend spiegelt sich auch für die Behandlung seelischer Leiden wider. Immer mehr Menschen mit leichten oder mäßigen psychischen Beschwerden, wie depressive Verstimmungen, Angstzustände und Schlafstörungen, suchen nach einer Behandlungsmöglichkeit mit pflanzlichen Mitteln, vor allem dann, wenn sie sich selbst behandeln. Bei der Behandlung leichterer bis mittelgradiger psychischer Beschwerden haben viele Menschen mit pflanzlichen Heilmitteln, die man rezeptfrei in der Apotheke bekommt, bereits sehr gute Erfolge erzielt. Depressive Verstimmungen, Angstzustände und Schlafstörungen gehören heute, zumindest phasenweise, zum Leben der Menschen, weit mehr als in früheren Zeiten.

Zusätzlich zu den Pflanzenmitteln für die Seele gibt es inzwischen eine Reihe von natürlichen Hilfen, die aus gesetzlichen Gründen dem Bereich der Nahrungsergänzungsmittel zuzurechnen sind. Sie entfalten aber gerade im psychischen Bereich eine nicht zu unterschätzende Wirksamkeit. Einige der pflanzlichen Mittel mit psychischer Wirkung, vor allem das Johanniskraut, finden inzwischen auch in der Schulmedizin Anerkennung.

Ärzte wenden pflanzliche Mittel erfolgreich vor allem bei Depressionen, aber auch bei Unruhezuständen, Ängsten und bei Schlafstörungen an. Ausschlaggebend sind dabei meist negative Erfahrungen mit den Nebenwirkungen der klassischen schulmedizinischen Mittel. Dafür brauchen die Mittel aus der alternativen Medizin oft länger, bis sie wirken.

„Heilung aus der Hexenküche" erfordert mehr Geduld, bis sie eintritt. Doch immer mehr Heilungssuchende bringen diese Geduld aus Überzeugung auf oder weil sie sich mit den manchmal doch abschreckenden Nebenwirkungen der Pharmamittel einfach nicht abfinden mögen. Zudem besteht bei den Mitteln der Naturmedizin keine Gefahr der Abhängigkeit, und sie sind preiswerter – ein Aspekt, der aus volkswirtschaftlichen Einsparungsgründen ein Rolle spielt, aber auch aus persönlichen, wenn man die Mittel selbst bezahlen muss.

Ein weiterer Vorteil der Selbstbehandlung mit Naturmitteln ist, dass man als mündiger Patient selbst über seinen persönlichen Weg der Heilung entscheiden kann. Der Nachteil ist die Gefahr der Fehldiagnose. Sich selbst zu erkennen, ist bekanntlich nicht ganz einfach.

Selbsthilfe mit Naturmedizin ist bei allen leichteren bis mittelschweren Depressionen sinnvoll. Bei starken Depressionen bleibt ärztliche Hilfe in jedem Falle ratsam. Auf längere Sicht kann begleitend eine psychotherapeutische Behandlung hilfreich sein.

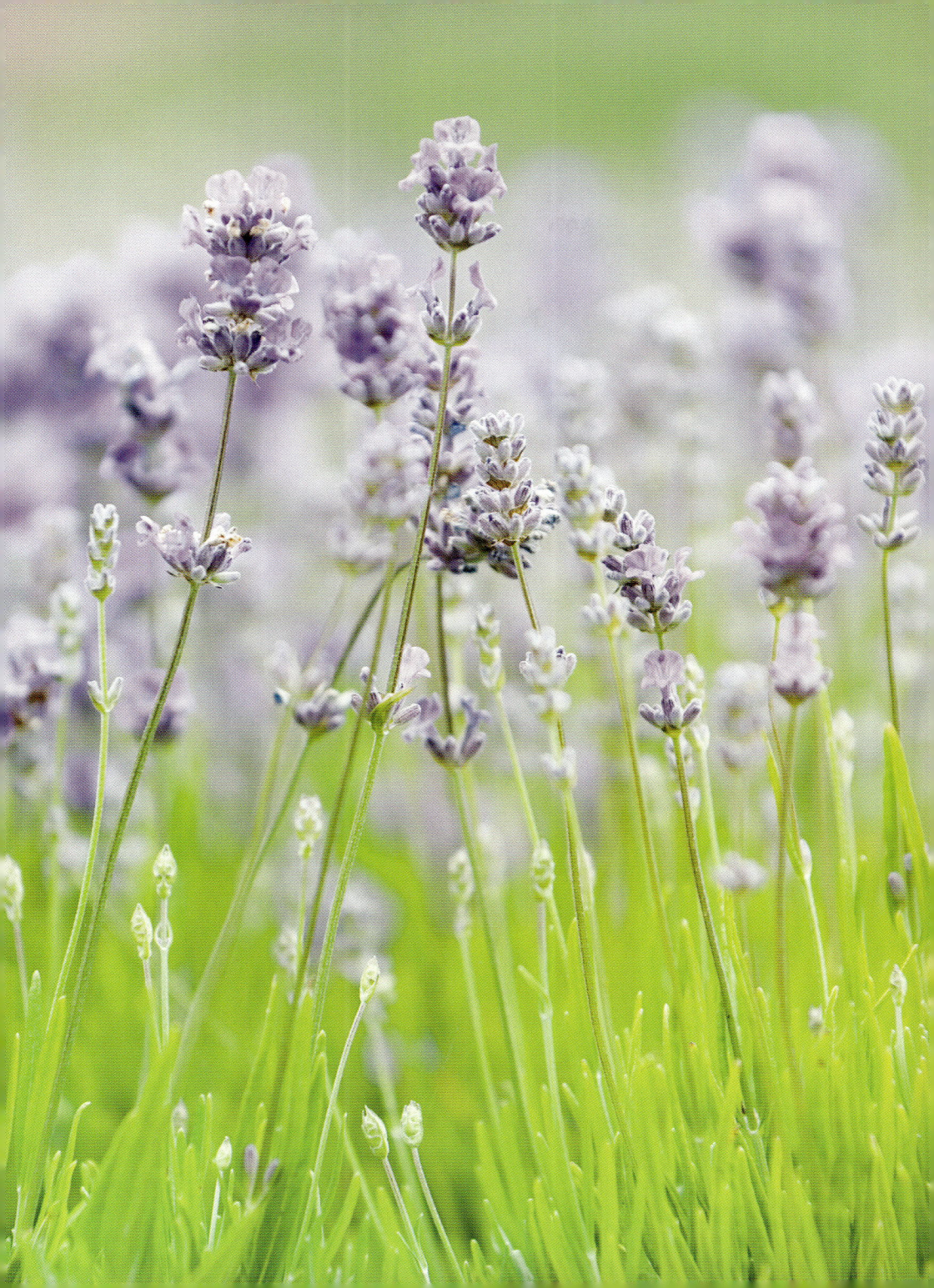

Stimmungstest:
Ist Ihre Seele im Tief?

Der folgende kleine Test hilft Ihnen, Ihre seelische Befindlichkeit genauer einzuschätzen. Wenn Sie die meisten der folgenden Aussagen als nicht zutreffend empfinden, könnte bei Ihnen eine Depression vorliegen:

Minitest als erster Eindruck

In den vergangenen zwei Wochen ...

... hatte ich meist gute Laune.

... fühlte ich mich meist ruhig und entspannt.

... fühlte ich mich meist tatkräftig und energisch.

... fühlte ich mich beim Erwachen ausgeruht und erfrischt.

... war mein Alltag meist voller Dinge, die mich interessieren.

Mithilfe des folgenden Tests können Sie sicherer entscheiden, welche der in diesem Buch beschriebenen Mittel für Sie die richtigen sind, oder ob Sie eventuell ärztliche Hilfe wegen einer bestehenden Depression in Anspruch nehmen sollten.

An den folgenden Symptomen erkennen Sie deutlicher, ob bei Ihnen eine depressive Verstimmung vorliegt:[7]

Wenn Sie viele der unten stehenden genannten Symptome bei sich wahrnehmen und diese Symptome über mehrere Monate bestehen bleiben, ist die Wahrscheinlichkeit hoch, dass Sie unter einer Depression leiden.

- Minderwertigkeitsgefühle
- Selbstzweifel
- Energielosigkeit
- Verlust des Selbstwertgefühls
- Appetitstörungen
- Angst vor Versagen
- Zukunftsängste
- Hoffnungslosigkeit
- Rückzug von sozialen Aktivitäten
- Reizbarkeit
- Antriebslosigkeit
- Unangemessene Schuldgefühle
- Konzentrations- und Gedächtnisstörungen
- Kein Interesse mehr an Tätigkeiten, die früher Freude bereitet haben
- Kein sexuelles Interesse mehr
- Grübeln über die Vergangenheit
- Fehlende Entscheidungsfreude
- Müdigkeit, Abgeschlagenheit
- Schlafstörungen, morgendliches Erwachen Stunden vor der eigentlichen Zeit
- Körperliche Inaktivität oder Überaktivität
- Selbstmordgedanken

Entscheiden Sie, ob Sie ärztliche Hilfe brauchen oder zunächst einmal zur Selbsthilfe für die Seele greifen wollen.

Johanniskraut:
Hilft bei Depressionen
und Schlafstörungen

Kaum eine Pflanze hat bis in unsere Zeit hinein trotz aller Konkurrenz durch moderne Pharmamittel so viel Beachtung gefunden wie das Johanniskraut (Hypericum perforatum). Zahlreiche Forschungsergebnisse vor allem über seine Wirkung bei Depressionen liegen vor. Selbst in der Schulmedizin ist es ihm gelungen, seinen Platz als gleichberechtigtes Mittel neben den klassischen Antidepressiva voll und ganz zu behaupten.

Das als Arzneimittel verwendete Johanniskraut wächst bei uns in Deutschland vor allem an trockenen, sonnigen Standorten, auf Wiesen, an Hängen und Waldrändern. Die Pflanze wird etwa 60 cm hoch. Sie blüht gelb und hat zahlreiche Staubblätter. Sie blüht, wie ihr Name sagt, um den Johannistag, zur Zeit der Sommersonnenwende, Ende Juni.

Wenn Sie Johanniskraut selbst sammeln wollen, um Tee anzusetzen, so gibt es ein Merkmal, an dem sich die Pflanze sicher erkennen lässt: Hält man die Blätter gegen das Licht, so wirken sie durchlöchert, wie durchstochen. Diese hellen Stellen sind die Sekretbehälter. Ihr Inhalt besteht aus ätherischem Öl und Harz. An den Blütenblättern sieht man kleine schwarze Punkte. Beim Zerreiben färben sie die Finger rot. Dieser rote Farbstoff ist das Hypericin, dem man lange Zeit die antidepressive Wirkung nachsagte. Wie man inzwischen weiß, wirken aber mehrere Inhaltsstoffe der Pflanze zusammen, darunter auch Flavonoide.

Johanniskraut in Mythen und Sagen

Um kaum eine andere Heilpflanze ranken sich so viele Mythen und Legenden wie um das Johanniskraut. Schon in der Antike verwendete man diese Pflanze zur Wundheilung, aber auch gegen aller-

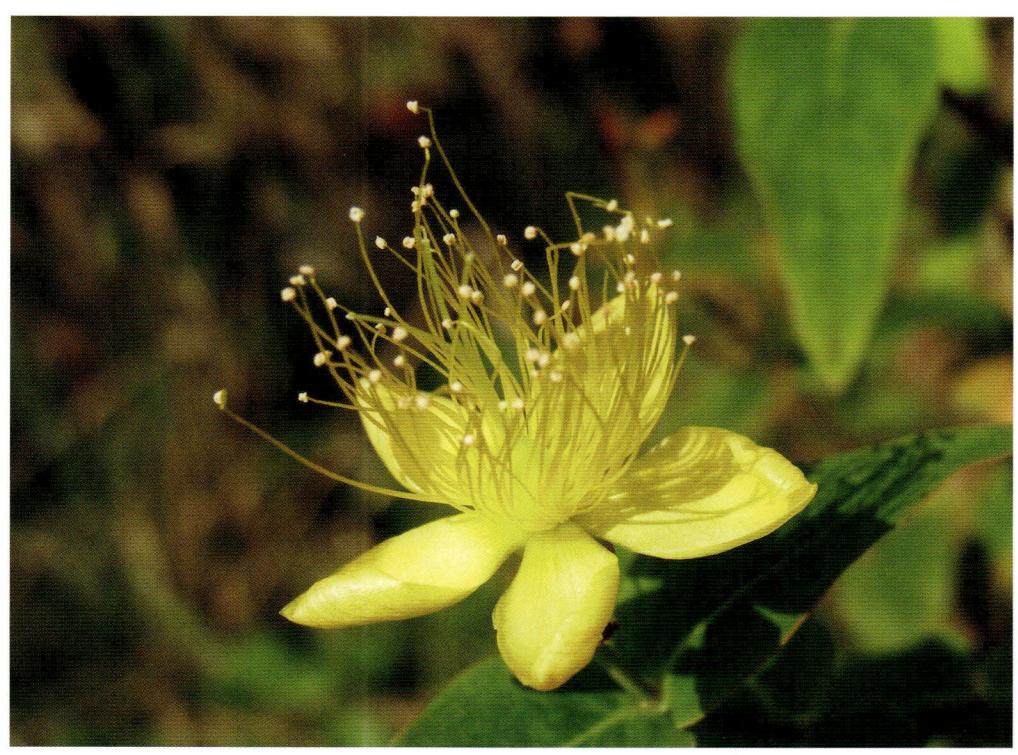

lei tierische Gifte. Im Mittelalter glaubte man, der blutrote Saft, der beim Zerreiben aus den Blättern austritt, vertreibe böse Geister. So nannte man das Johanniskraut auch Teufelsaustreiber, Jageteufel, Teufelsflucht, Manneskraft, Walpurgiskraut oder Hexenkraut.

Schon Hildegard von Bingen (1098–1179) und Paracelsus (1493–1541) verwendeten Johanniskraut zur Heilung von Wunden, Knochenbrüchen, gegen „Zerknirschung" und gegen „dollmachende Geister". Die großen Heiler des Mittelalters waren sich also durchaus der positiven Wirkungen des Johanniskrauts auf die Psyche bewusst und verstanden sie zu nutzen.

Von den mehreren Hundert verschiedenen Johanniskrautarten, die bislang bekannt sind, nutzt man zu Heilzwecken nur Hypericum perforatum L., weil sie besonders viel von dem begehrten roten Saft enthält. Je mehr davon ein Johanniskrautpräparat enthält, umso stärker scheint seine Wirksamkeit zu sein.

Inhaltsstoffe und Wirkungsweise

Die Inhaltsstoffe werden aus den Blüten, den Blättern und den Stängeln der Pflanze gewonnen. Geerntet wird das Johanniskraut kurz vor oder während der Blütezeit. Die wichtigsten Wirkstoffe sind die Hypericine und Flavonoide. Hypericine findet man hauptsächlich in den Drüsenzellen des Johanniskrauts. Das sind kleine schwarze Punkte auf den Laub- und Blütenblättern. Hypericin beeinflusst den Hormonhaushalt, indem es auf den Botenstoff Dopamin einwirkt. Er ist für die Reizübertragung zwischen den Nervenzellen im Gehirn verantwortlich. Ein Mangel an Dopamin führt zur Übererregung der Nervenzellen. Nervosität, Depressionen und Schlafstörungen treten dann auf. Hypericin bewirkt, dass dem Gehirn mehr Dopamin zur Verfügung steht.

Angriffspunkt der Flavonoide ist offenbar das „Glückshormon" Serotonin, dessen Mangel vor allem für die Herbst-/Winterdepression verantwortlich ist. Johanniskraut erhöht die dem Körper zur Verfügung stehende Menge an Serotonin.

Die antidepressive Wirkung des Johanniskrautextrakts beruht – so viel weiß man sicher – auf einer Vielzahl von Wirksubstanzen. Welcher Wirkungsmechanismus ihr letztlich zugrunde liegt, ist aber bis heute noch nicht endgültig geklärt.

Anwendungsgebiete

In der medizinischen Fachliteratur tauchen in den 30er-Jahren des vergangenen Jahrhunderts erste Berichte über positive Ergebnisse von Johanniskraut bei psychischen Störungen auf. Veröffentlichungen über Johanniskraut bei depressiven Erkrankungen, Wetterfühligkeit und Störungen des vegetativen Nervensystems folgten. Der eigentliche Durchbruch in der Schulmedizin gelang Johanniskraut in den 70er-Jahren im Einsatz gegen Depressionen. Denn es bewährte sich als wirksames Mittel, bei dem kaum Nebenwirkungen auftraten, während die synthetischen Antidepressiva reichlich unerwünschte Begleitwirkungen im Schlepptau mit sich führten. 1979 erhielt das Johanniskraut positive Anerkennung durch das damalige Bundesgesundheitsamt (heutiges Bundesministerium für Gesundheit).

Heute haben Johanniskrautpräparate ihren festen Platz auch in der Schulmedizin bei der Behandlung leichter und mittelschwerer Depressionen. Ihre Wirkung ist inzwischen durch mehrere klinische Studien nachgewiesen. Johanniskraut gilt als das wirksamste Kraut aus der Naturapotheke, wenn die Seele leidet und die Stimmung im Keller ist.

Forschungsergebnisse

In den letzten 20 Jahren haben Forscher insgesamt 16 Studien über die Wirkung von Johanniskraut veröffentlicht. In den meisten dieser Studien untersuchten sie die Wirkung an Patienten mit leichten bis mittelschweren Depressionen. Die Ergebnisse zeigten eine hohe Wirksamkeit von Johanniskraut gegenüber Scheinmedikamenten (Placebos). Der Erfolg liegt bei 55 bis 70 Prozent. Einige Studien fanden eine ähnlich ausgeprägte antidepressive Wirkung bei Johanniskraut wie bei synthetischen Antidepressiva mit dem Unterschied, dass bei den synthetischen Mitteln erheblich mehr Nebenwirkungen auftreten. Bei Johanniskraut lag die Nebenwirkungsrate äußerst niedrig.[8]

Dosierung

Johanniskraut gibt es in Tablettenform, als Tinktur und als Tee. Zur Behandlung von Depressionen, prämenstruellen Spannungszuständen, Nervosität und Burn-out-Syndrom sollte man Tabletten wählen, weil sie am besten eine genügend starke und gleichmäßige Dosierung ermöglichen.

Die von Experten empfohlene Dosierung liegt bei dreimal 300 mg des Wirkstoffes[9]. Das sind in der Regel drei Tabletten, Dragees oder Kapseln, die man über den Tag verteilt einnehmen sollte. Schauen Sie auf der Packung nach, wie viel Wirkstoff eine Tablette enthält. Falls es weniger als 300 mg sind, sollten Sie die Zahl der Tabletten entsprechend erhöhen. Weniger sollte man nicht ein-

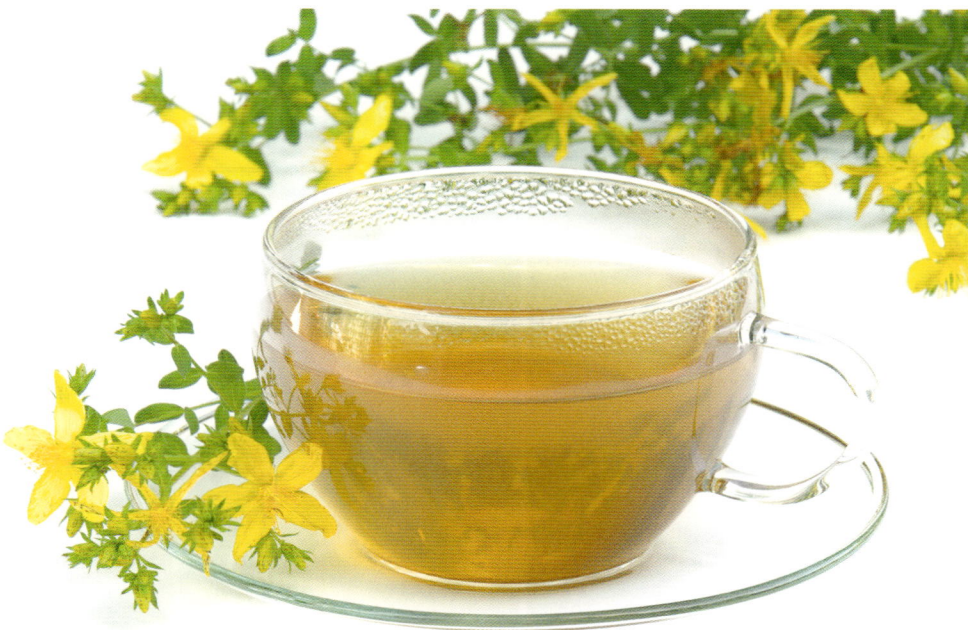

nehmen, weil sonst die Wirkung zu gering ist. Früher hat man Johanniskraut oft zu gering dosiert und sich dann über die ausbleibende Wirkung gewundert.

Die Behandlung sollte schon über mehrere Monate erfolgen. Mindestens zehn Tage dauert es, bis Johanniskraut spürbar greift. Erwarten Sie keine Sofortwirkung. Nach ungefähr drei Wochen zeigt sich die Wirkung im Allgemeinen deutlich.

Nebenwirkungen

Nebenwirkungen treten sehr selten und dann eher harmlos auf. Sie können in Empfindlichkeit gegen helles Licht bestehen, klingen aber nach Beendigung der Einnahme schnell wieder ab. Johanniskraut kann die Wirkung der Antibabypille vermindern. Auch Wechselwirkungen mit synthetischen Medikamenten sind möglich.

Bezugsquellen, Kosten

Johanniskrautpräparate gibt es in Apotheken, Drogerien und vielen Kaufhäusern. Die Preise pro Packung mit 120 Tabletten beginnen bei drei bis vier Euro.

Baldrian: Der Klassiker bei Unruhe und Schlaflosigkeit

In der Volksmedizin gilt Baldrian schon seit sehr langer Zeit als wirksames Mittel gegen Schlaflosigkeit. Als Heilpflanze nutzten ihn bereits die griechischen und römischen Ärzte im Altertum. Auch in der Klostermedizin spielte Baldrian eine bedeutende Rolle. Mönche und Nonnen setzten die Baldrianwurzel gegen Schlafprobleme, Unruhe, Kopfschmerzen und gegen Frauenleiden ein. In späteren Jahren schwankte die Wertschätzung für diese Heilpflanze zwischen „autosuggestivem Placeboeffekt" bis zu dem positiven Urteil „unverzichtbar" für das Anwendungsspektrum als Arzneimittel.

Was lange Zeit Streit unter Experten war, lässt sich inzwischen durch wissenschaftliche Untersuchungsergebnisse untermauern. Aus neuerer Zeit liegen eine Reihe Studien vor, die den unschätzbaren Wert dieser Heilpflanze bestätigen.

Vor wenigen Jahren beobachteten Wissenschafter der Universität Gießen 36 Patienten im Alter von 35 bis 70 Jahren, die unter Schlafstörungen litten. Eine Gruppe erhielt vor dem Schlafengehen ein Baldriantrockenextrakt aus der Pflanzenwurzel. Der anderen Gruppe gab man ein Scheinmedikament. In der Nacht zeichnete man dann die Gehirnströme auf. Das Ergebnis: Die Baldriangruppe schlief messbar tiefer und länger. Sie wies auch einen deutlich ruhigeren Schlaf auf.

Die Ergebnisse waren so auffallend, dass sich daraus Empfehlungen für die Behandlung von Schlafstörungen ableiten lassen. Professor Winfried Dimpfel, Leiter der Gießener Studie, empfiehlt: „Ich kann nur jedem mit Ein- und Durchschlafschwierigkeiten raten, es immer zuerst mit Baldrian zu versuchen, bevor er zu Medikamenten greift. Denn Baldrian hat keine Nebenwirkungen und ist sehr gut verträglich."[10]

Inhaltsstoffe und Wirkungsweise

Die getrocknete Wurzel der Baldrianpflanze (Valeriana officinalis) enthält durchschnittlich 0,3 bis 0,5 Prozent ätherische Öle, Alkaloide, Valepotriate und Lignane. Bislang hat man über 100 Inhaltsstoffe in der Baldrianwurzel nachgewiesen. Welche davon wirklich für die beruhigende Wirkung der Pflanze verantwortlich

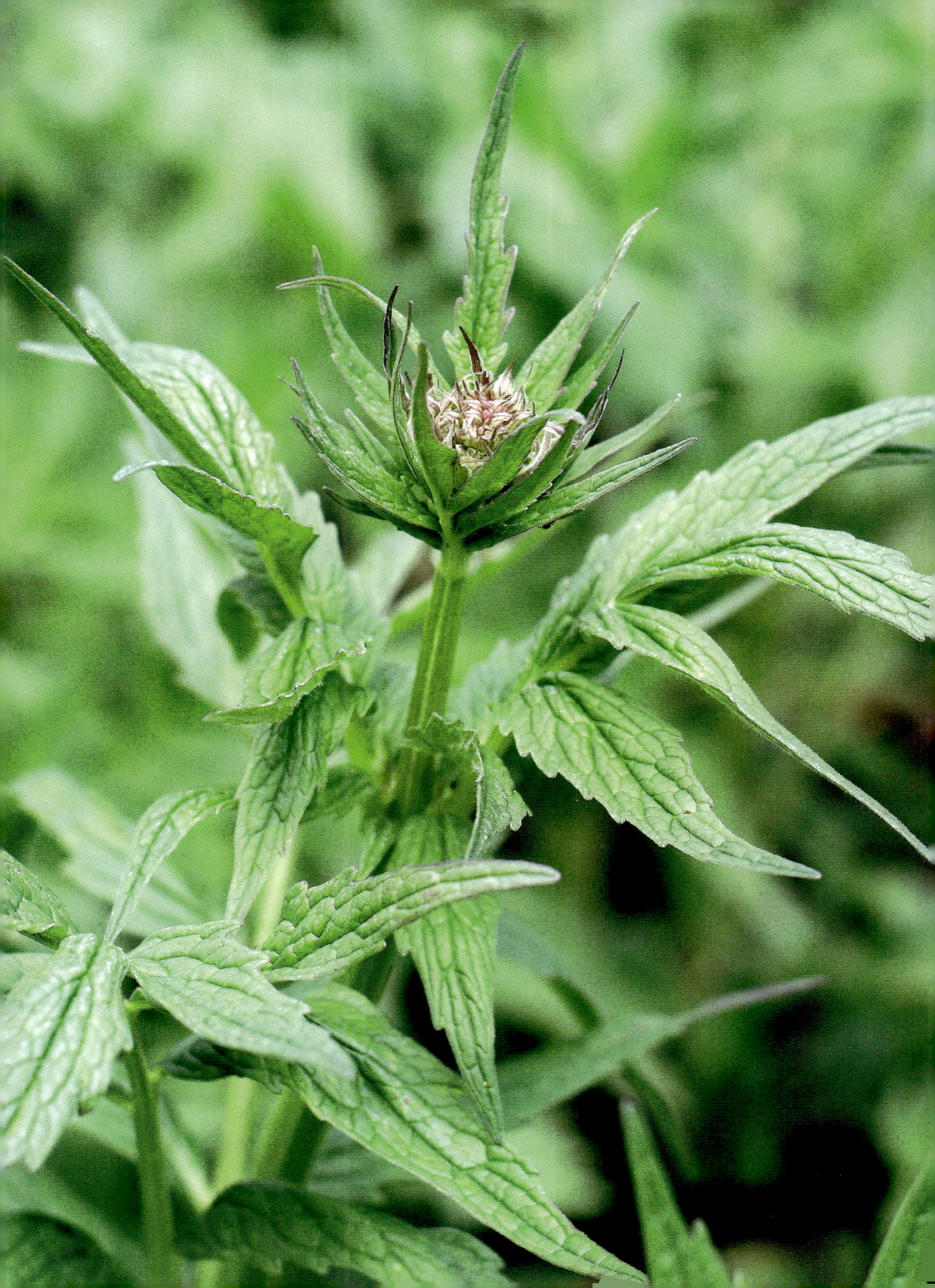

sind, ist noch immer nicht ganz klar. Wie bei pflanzlichen Heilmitteln allgemein, besteht die Wirkung auch hier in einem Zusammenspiel aller Inhaltsstoffe.

Auffallend an Baldrian ist der typische durchdringende Geruch, der für Unruhe in der Katzenwelt sorgt. Er zieht Kater magisch an und macht sie liebeshungrig. Die Baldrianpflanze selbst verströmt diesen strengen Geruch übrigens nicht. Er tritt erst im Laufe der Verarbeitung, beim Trocknen und Schneiden der Pflanze auf.

Die Baldrianpflanze

Baldrian wächst in unseren Breiten wild auf feuchten ebenso wie auf trockenen Böden. Man findet die oft mehr als einen Meter hohen Pflanzen beinahe überall – auf Wiesen, an Flussufern, an Bächen und in Wäldern. Ihre Stängel sind kräftig und innen hohl. Daran sitzen gefiederte Blätter. Baldrian blüht von Juni bis August. Die kleinen Blüten sehen weiß oder rosa aus.

Für die Arzneigewinnung verwendet man nur den Wurzelstock der Baldrianpflanze. Er wird im September ausgegraben, gewaschen, von den kleinen Wurzelfasern befreit und danach zum Trocknen aufgehängt.

Der Baldrianextrakt wird heute nur noch aus Pflanzen gewonnen, die man in Kulturen züchtet. Neuerdings verwendet man Klosterzüchtungen, die eine besonders hohe Konzentration an Wirkstoffen enthalten. Die Wirksamkeit von Baldrian hängt stark von einer möglichst hohen Wirkstoffkonzentration ab.

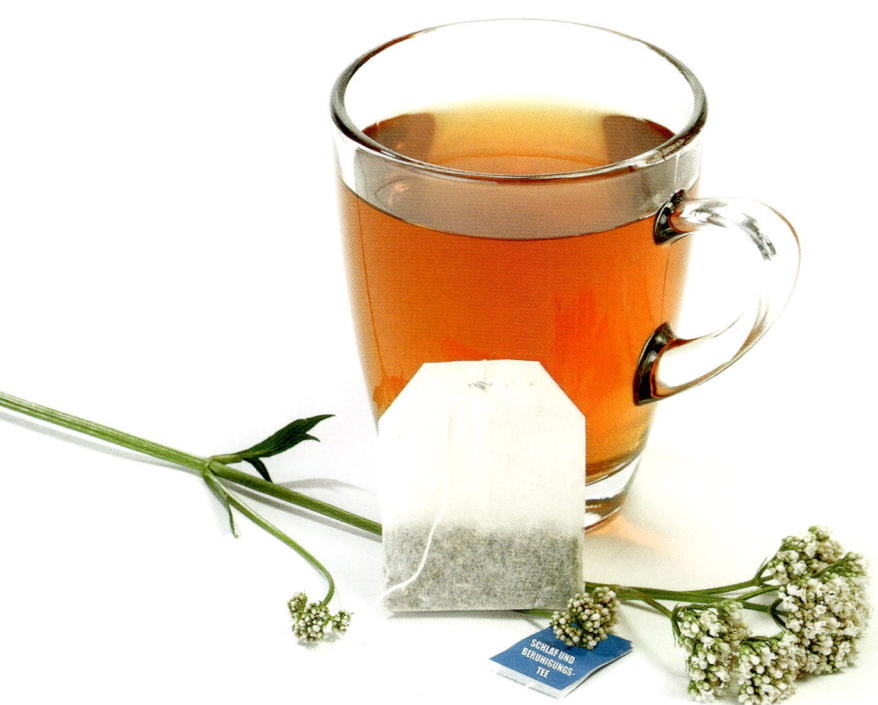

Anwendungsgebiete

In den Therapieempfehlungen des Bundesministeriums für Gesundheit lauten die Anwendungsgebiete „Unruhezustände sowie nervös bedingte Einschlafstörungen". Die Standardzulassungen der Hersteller erweitern diese Empfehlung auf „nervöse Erregungszustände, Einschlafstörungen, nervös bedingte krampfartige Schmerzen im Magen-Darm-Bereich sowie nervöse Herzbeschwerden". Außerdem diskutieren die Experten den Einsatz von Baldrian bei Kindern, wenn sie unter Lernschwierigkeiten, Konzentrationsschwäche, Reizbarkeit, Stress, allgemeiner Nervosität oder Angst- und Spannungszuständen leiden.

Mehrere klinische Studien finden als konkrete Ergebnisse bei der Anwendung von Baldrian heraus: verkürzte Einschlafzeit, verbesserte Schlafqualität, Verkürzung der nächtlichen Wachliegezeit und Verbesserung der allgemeinen Befindlichkeit. Oder knapp auf einen Nenner gebracht: Baldrianpräparate sind bekannt für ihre beruhigende, angst- und spannungslösende, einschlaffördernde Wirkung.

Seine beruhigende Wirkung tritt schon nach einmaligem Einnehmen ein. Aber die volle Wirkung entfaltet sich erst bei längerer regelmäßiger Zufuhr. Am besten ist die kurmäßige Einnahme über mindestes vier Wochen. Dann aber zeigt sich selbst im Elektroenzephalogramm (EEG) bei der Messung der Gehirnströme, dass vor allem die Tiefschlafphasen sich durch die Baldrianeinnahme normalisieren.

Baldrian hellt die Stimmung auf, erhöht die Konzentrationsfähigkeit, wirkt entspannend, löst Ängste auf, beruhigt und stärkt die Nerven.

Positiv ist auch, dass Baldrian – im Gegensatz zu den üblichen Pharmaschlafmitteln (Benzodiazepine) – auch bei längerer Anwendung nicht zu Abhängigkeit oder Suchtgefahr führt. Vor allem für Patienten mit leichten bis mittelschweren chronischen Schlafstörungen eignet sich Baldrian als wirksames Mittel, vorausgesetzt es wird genügend hoch dosiert.

Selbst bei hoher Dosierung beeinträchtigt Baldrian nicht die Verkehrstüchtigkeit. Im Gegensatz zu vielen synthetischen Schlafmitteln zeigen sich auch keine Nachwirkungen am nächsten Morgen. Baldrianpräparate eignen sich auch für Kinder mit Schlafstörungen. Untersuchungen ergaben, dass sie das Präparat selbst in hoher Dosierung von 300 bis 1200 mg sehr gut vertragen. Die Schlafprobleme ließen sich bei fast allen Kindern beheben.

Dosierung

Die Frage der Dosierung ist noch nicht endgültig zu beantworten. In älteren Untersuchungen ging man eher von einer niedrigeren Dosierung zwischen 0,6 bis 4,5 g aus. Neuere Studien empfehlen für Teeaufgüsse eine Dosierung von 2 bis 3 g, für Tinkturen 1 bis 3 ml.[11] Die Gefahr einer Überdosierung besteht auf keinen Fall.

Nebenwirkungen

Baldrian hat auch bei längerer Einnahme praktisch keinerlei Nebenwirkungen.

Bezugsquellen, Kosten

Baldrian erhalten Sie als Tabletten, Tee oder Tinkturen in Apotheken und in Supermärkten. Man kann sie als reine Baldrianpräparate oder kombiniert mit Johanniskraut, Hopfen, Melisse, Passionsblume und anderen pflanzlichen Wirkstoffen kaufen.

Der Preis für 100 ml Baldriantinktur liegt im Supermarkt bei drei bis vier Euro. Die Qualität der Supermarkterzeugnisse genügt im Allgemeinen.

Hopfen, Melisse, Passionsblume, Lavendel: Die Nervenberuhigungsmittel

In diesem Kapitel erhalten Sie einen Überblick über eine Reihe von Pflanzen, die sich seit alter Zeit vor allem bei Unruhezuständen und Einschlafstörungen bewährt haben. In Teemischungen behaupten sie bis heute ihren anerkannten Platz als Nervenberuhigungsmittel.

Hopfen – nicht nur zum Bierbrauen

Bekannt ist Hopfen (Humulus lupulus L.) seit dem Mittelalter vor allem als Zusatz zum Bier. Die Mönche sollen seine beruhigende Wirkung im Bier als Mittel gegen die Sinnenlust genutzt haben. Doch auch in der arabischen Medizin war die beruhigende Wirkung des Hopfens schon bekannt.

In neuerer Zeit finden sich immer mehr Hinweise auf die schlaffördernde Wirkung des Hopfens. Im 20. Jahrhundert setzten sich die bitteren Hopfenzapfen allmählich als pflanzliches Beruhigungsmittel durch. Meist kombiniert man sie allerdings mit Baldrian oder mit anderen beruhigend wirkenden Kräutern. „Klinische Prüfungen aus der jüngsten Vergangenheit zeigen, dass diese Kombination in der Behandlung von Unruhezuständen und Einschlafstörungen sinnvoll ist", so Dr. Ralf Windhaber von der Forschungsgruppe Klostermedizin in Würzburg.[12]

Bei der Wahl der Arzneipflanze des Jahres 2007 an der Universität Würzburg entschied man sich konsequenterweise für Hopfen. Man wollte so die Verdienste dieser Pflanze um einen gesegneten Schlaf anerkennen.

Hopfen wächst wild als Schlingpflanze in Erlenbüschen, an Flussufern und in feuchten Gebüschen. Er braucht gemäßigtes Klima. Der Anbau konzentriert

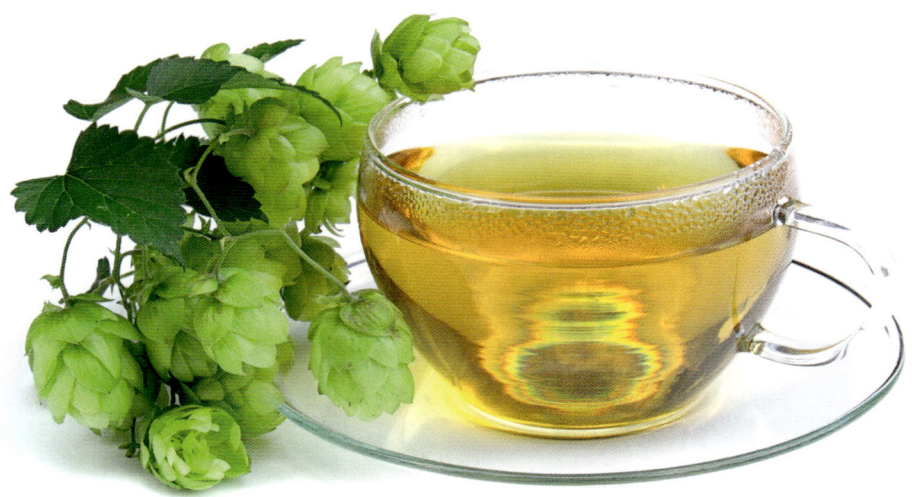

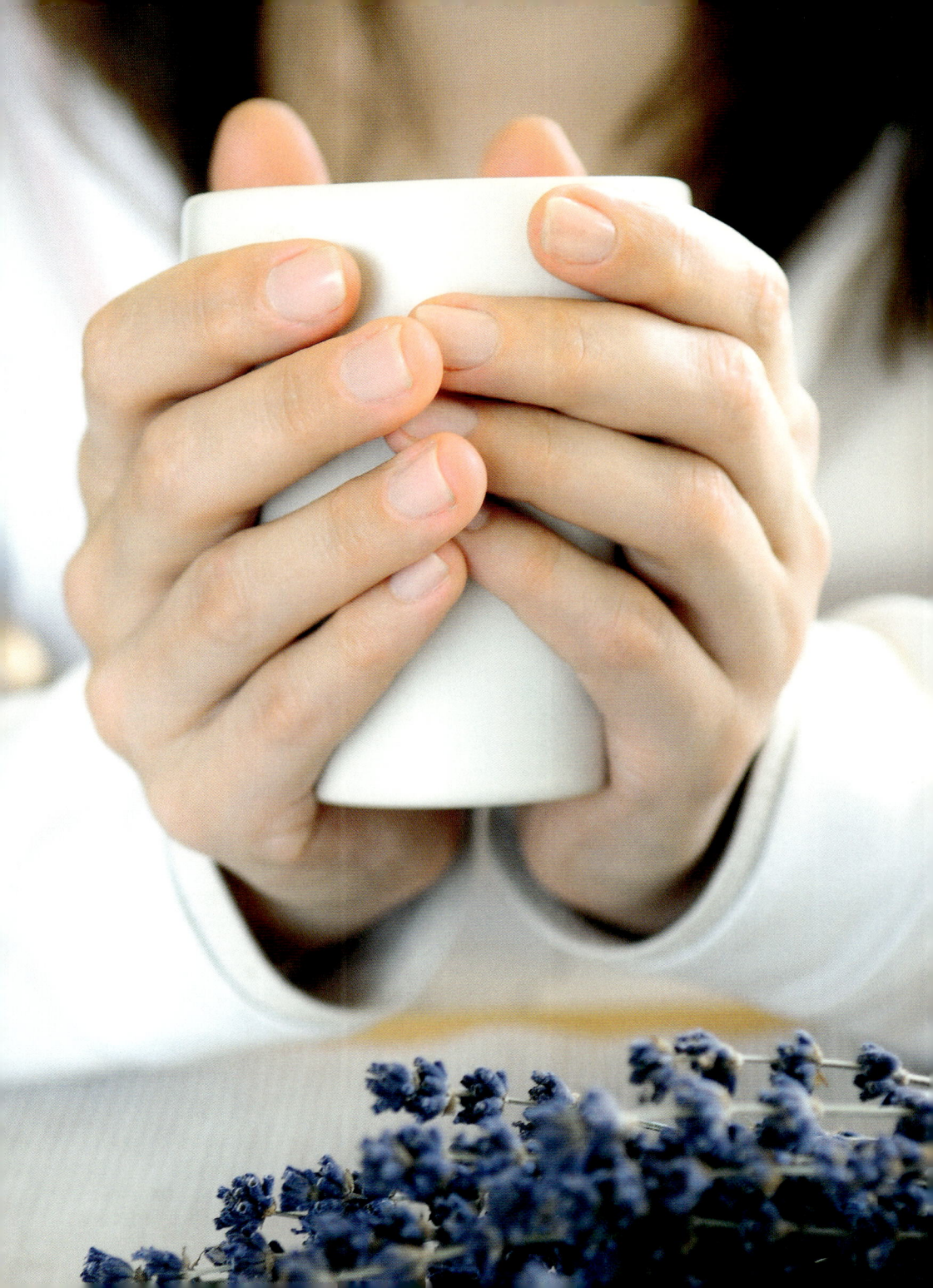

sich in Deutschland deshalb eher auf die südlicheren Gebiete. Dort sind Hopfenfelder mit den im Sommer dicht bewachsenen Hopfenstangen typisch. Der Hopfenanbau hat Zukunft, denn für die Bierherstellung braucht man große Mengen Hopfenzapfen; aber auch als Arzneipflanze wird der Hopfen verwendet.

Die Hopfenzapfen der weiblichen Pflanze enthalten Bitterstoffe, als wichtigste unter ihnen Humulon und Lupulon. Außerdem enthalten sie ätherische Öle, Polyphenole, Flavonole und Gerbstoffe.

Hopfen gilt als mild wirkendes Beruhigungsmittel. Die Wirkungsweise der einzelnen Inhaltsstoffe ist allerdings noch nicht endgültig erforscht. Das Bundesministerium für Gesundheit nennt als Anwendungsbereiche „Unruhe, Angstzustände und Schlafstörungen".

Hopfen nutzt man als Teemischung, gelegentlich auch als „Kopfkissen" aus Hopfenzapfen. Am häufigsten findet er sich in Kombinationspräparaten zusammen mit Baldrian, Passionsblume und Melisse.

Ernstere Nebenwirkungen sind bei Hopfen bislang nicht bekannt. Ebenso besteht keine Gefahr der Abhängigkeit.

Melisse – fehlt in keinem Kräutergarten

Die Melisse (Melissa officinalis) ist eine Staude mit weißen Blüten und stammt aus dem Mittelmeerraum, wo sie bis zu einem Meter hoch wird. In südlichen Ländern pflanzt man sie seit Jahrhunderten in Gärten an. Ihre Blätter duften beim Zerreiben nach Zitrone. Auf diese Eigenschaft geht ihre Bezeichnung Zitronenmelisse zurück. Man verwendet nur die getrockneten Melissenblätter, die ein ätherisches Öl mit Citral und Citronellal und weiteren Bestandteilen wie Gerb- und Bitterstoffe, Triterpensäuren und Flavonoide enthalten.

In den Klostergärten des Mittelalters nutzte man die Melisse schon seit Jahrhunderten als Pflanzenheilmittel mit beruhigender und krampfstillender, auch Blähungen lösender Wirkung. Paracelsus schätzte die Melisse sehr: „Melisse ist von allen Dingen, die die Erde hervorbringt, das beste Kräutlein für das Herz."

Die Melisse wird bis heute in der Naturmedizin geschätzt. Ihre beruhigende Wirkung auf Herz- und Magen-Darm-Funktion entfaltet sie vor allem bei längerfristiger Anwendung. Dann ist sie auch bei Schlafstörungen hilfreich.

Verwendet wird die Melisse gern als Nerven- und Beruhigungstee sowie für den Melissengeist, bei dem allerdings auch der hohe Alkoholgehalt von etwa 80 Prozent nicht ohne Wirkung bleibt. In Fertigarzneimitteln findet sich Melisse meist in Mischungen zusammen mit Baldrian und Hopfenzapfen.

Nebenwirkungen sind normalerweise nicht zu erwarten. Bei der Anwendung von Melissengeist könnten sie allenfalls auf den hohen Alkoholgehalt zurückzuführen sein. Spöttische Zungen behaupten, die aus mittelalterlichen Nonnenklöstern überlieferte hervorragende Wirkung des Melissengeistes sei auf den starken Alkoholgehalt im Melissengeist zurückzuführen. Er habe den Nonnen in Wahrheit zu beruhigendem Tiefschlaf verholfen.

Passionsblume – exotische Schönheit zur Beruhigung der Nerven

Ihren Namen verdankt die Passionsblume (Passiflora incarnata) ihrem dichten Kranz aus rotschwarzen Nebenkronen-

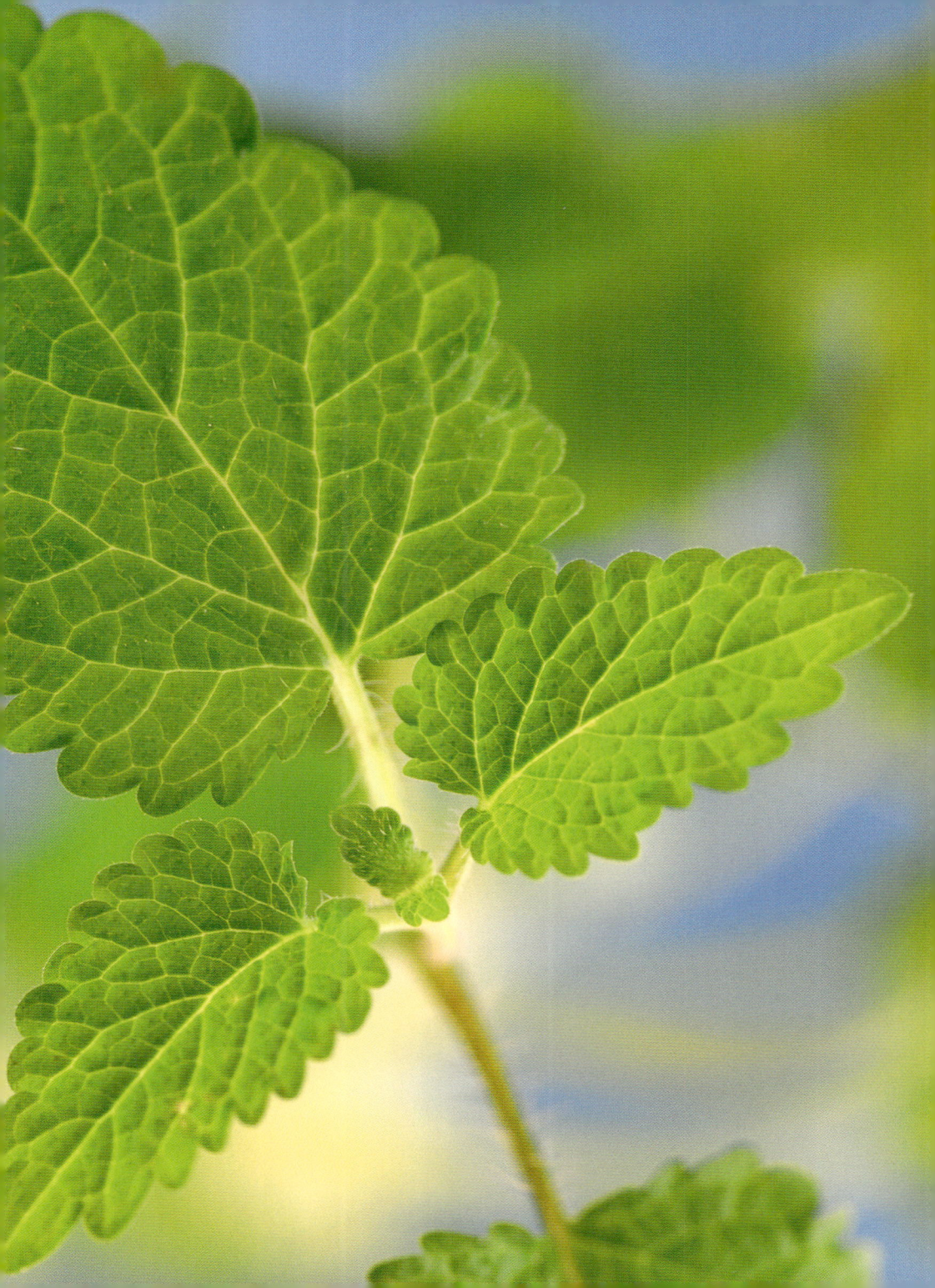

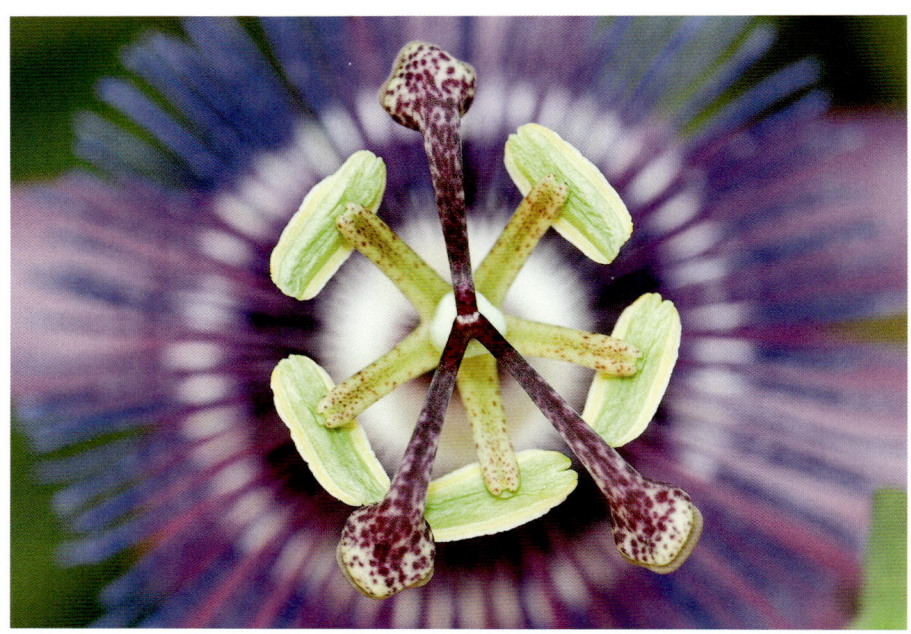

blättern, die wie eine Dornenkrone aussehen. Sie wächst in Amerika und Südostindien. Bei uns kennt man sie als Zierpflanze.

In verschiedenen Gebieten Europas und in Amerika hat die Passionsblume eine lange Tradition als Nervenberuhigungsmittel gegen Schlaflosigkeit, bestimmte Krampfanfälle, Neuralgien und zur Senkung von Blutdruck und Herzfrequenz. Insgesamt gilt sie als hilfreich bei „neurovegetativen Störungen".

Als wirksame Inhaltsstoffe werden unter Experten Flavonoide, Saporin, Orientin, Cumarin, Umbelliferon und Spuren eines bislang noch unbekannten ätherischen Öls angesehen.

Aus Versuchen mit Tieren weiß man, dass die Passionsblume tatsächlich eine beruhigende, krampflösende und schmerzstillende Wirkung hat. Zur Wirkung bei Menschen gibt es bisher noch keine fundierten Untersuchungen.

Als Anwendungsgebiete der Passionsblume gelten: nervöse Unruhe, leichte Einschlafstörungen bei Erwachsenen und Kindern und nervös bedingte Beschwerden im Magen- und Darmbereich. Nebenwirkungen sind nicht bekannt.

Beliebt sind Teezubereitungen aus der Passionsblume. Ansonsten gibt es Präparate, die Passionsblume zusammen mit Baldrian, Melisse, Hopfen, Weißdorn und anderen beruhigenden Pflanzenmitteln enthalten.

Lavendel – Heilpflanze des Jahres 2008

Lavendel ist die Heilpflanze des Jahres 2008. Entscheidend für die Wahl der Gattung Lavandula angustifolia war vor allem deren Bedeutung als Nervenpflanze.

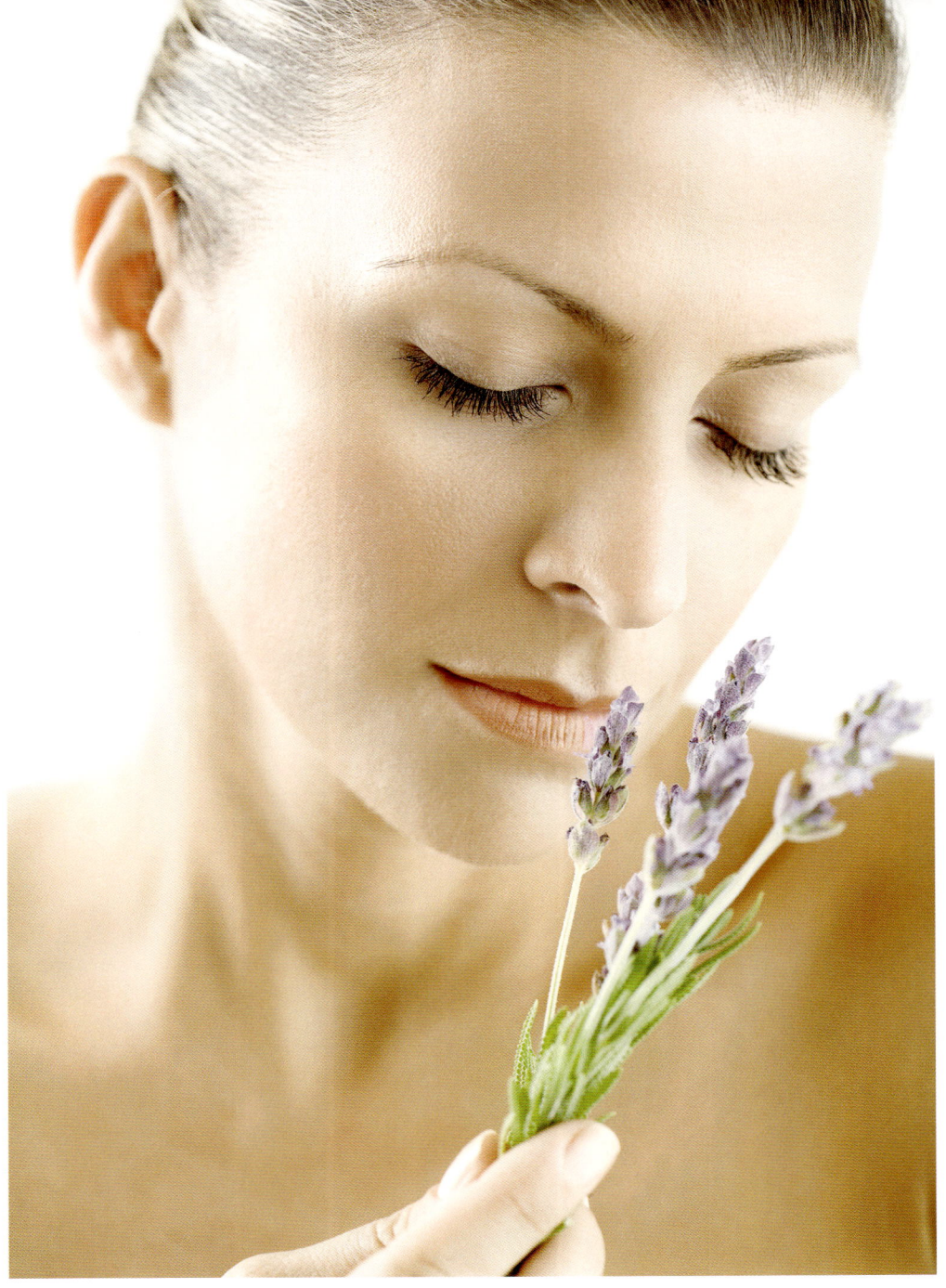

Den Ausschlag gab offenbar die Überlegung, dass in Zeiten der totalen Reizüberflutung die Gesunderhaltung von Nerven und Seele als besonders wichtiges Anliegen gilt.

Der Lavendel wächst in den Mittelmeerländern wild an sonnigen Hängen. Die Pflanze wird dort mehr als einen Meter hoch. Sie lässt sich auch in unseren Breiten anbauen. Die kleinen blauen Lavendelblüten enthalten ein aromatisch duftendes Öl, das als wirksam für Leber und den Magen-Darm-Trakt gilt. Vor allem aber wirkt es mild beruhigend. Dazu mag sein Duft beitragen, deshalb ist es auch als Kräuterkissen beliebt.

Neuere Forschungen bestätigen die beruhigende Wirkung von Lavendelöl. Beim Inhalieren des Öls fand man im Elektroenzephalogramm (EEG) Veränderungen, die auf eine beruhigende und entspannende Wirkung schließen lassen. Auch scheint es eine direkte Wirkung des Lavendelöls auf das Zentrale Nervensystem zu geben.

Anwendungsgebiete für Lavendel sind Unruhezustände, Einschlafstörungen und funktionelle Oberbauchbeschwerden.

Lavendel findet sich vor allem als Bestandteil im Beruhigungstee. Außer als Duftkissen nutzt man ihn auch gern als entspannend wirkenden Badezusatz.

Rezept für einen Tee mit beruhigender Wirkung

Wenn Sie unter Nervositätserscheinungen, Unruhe oder Schlaflosigkeit leiden, könnte ein Beruhigungstee für Sie das Richtige sein. Am besten lassen Sie sich in der Apotheke eine Teemischung aus folgenden Bestandteilen zusammenstellen:

25 g Passionsblumenkräuter
30 g Melissenblätter
35 g Baldrianwurzel
10 g Lavendelblüten

Übergießen Sie einen gehäuften Teelöffel dieser Kräutermischung mit einem Liter Wasser und lassen Sie das Ganze 20 Minuten lang bei schwacher Hitze kochen. Gießen Sie dann den Tee durch ein Sieb und füllen Sie ihn in eine Thermoskanne. Trinken Sie von diesem Tee täglich vier Tassen über den Tag verteilt, vor allem aber abends.

SAM: Körpereigene Substanz gegen Depressionen

Wie so oft bei wichtigen Entdeckungen, spielte auch bei SAM der Zufall eine entscheidende Rolle. S-Adenosylmethionin (SAM) ist bereits seit den 50er-Jahren des vergangenen Jahrhunderts bekannt. Italienische Forscher entdeckten bei der Suche nach einem Mittel gegen Schizophrenie eher zufällig, dass sich mit diesem Wirkstoff Depressionen erfolgreich behandeln lassen. SAM ist ein körpereigenes Produkt, mit dem sich depressive Störungen häufig sehr wirksam bekämpfen lassen. Trotz vielversprechender Forschungsergebnisse ist das Mittel bei uns noch verhältnismäßig wenig bekannt. Anders in den USA, wo man es in den Warenhäusern als Stimmungsaufheller (Mood-Pills) kaufen kann und regen Gebrauch davon macht.

Experten sind sich nicht ganz einig, ob SAM als Arzneimittel, als Vitamin oder als Nahrungsergänzungsmittel anzusehen ist. Eindeutig ist SAM eine körpereigene Substanz, die von Natur aus in jeder unserer Zellen vorkommt. Dort wird SAM aus der Aminosäure L-Methionin und dem körpereigenen Treibstoff Adenosintriphosphat (ATP) hergestellt. Deshalb nennt man SAM auch aktiviertes Methionin. An diesem Herstellungsprozess sind Enzyme und auch die Vitamine B_6, B_{12} und Folsäure beteiligt.

Methionin gehört zu den lebenswichtigen Aminosäuren. Der Körper kann sie nur sehr begrenzt selbst herstellen. Er ist auf Nachschub aus der Nahrung angewiesen, z. B. aus Fisch, Sojabohnen, Gemüse und Getreide. Selbst wenn wir SAM mit der Nahrung aufnehmen können, muss unser Organismus dennoch fast seinen gesamten Bedarf selbst herstellen, denn das SAM-Molekül ist sehr instabil. Deshalb hat man für die medizinische Anwendung ein stabiles SAM-Salz entwickelt, das mit einem magensaftresistenten Überzug ausgestattet ist. So wird der Wirkstoff erst im Darm freigesetzt und dort vom Körper aufgenommen.

Mit zunehmendem Alter nimmt der Gehalt an SAM im Körper stark ab. Bei Kindern findet sich ein siebenfach höherer SAM-Gehalt als bei Erwachsenen. Daher liegt der Gedanke nahe, altersbedingten Erkrankungen und Verschleißerscheinungen durch SAM entgegenzuwirken. Weil immer mehr Menschen heute ein

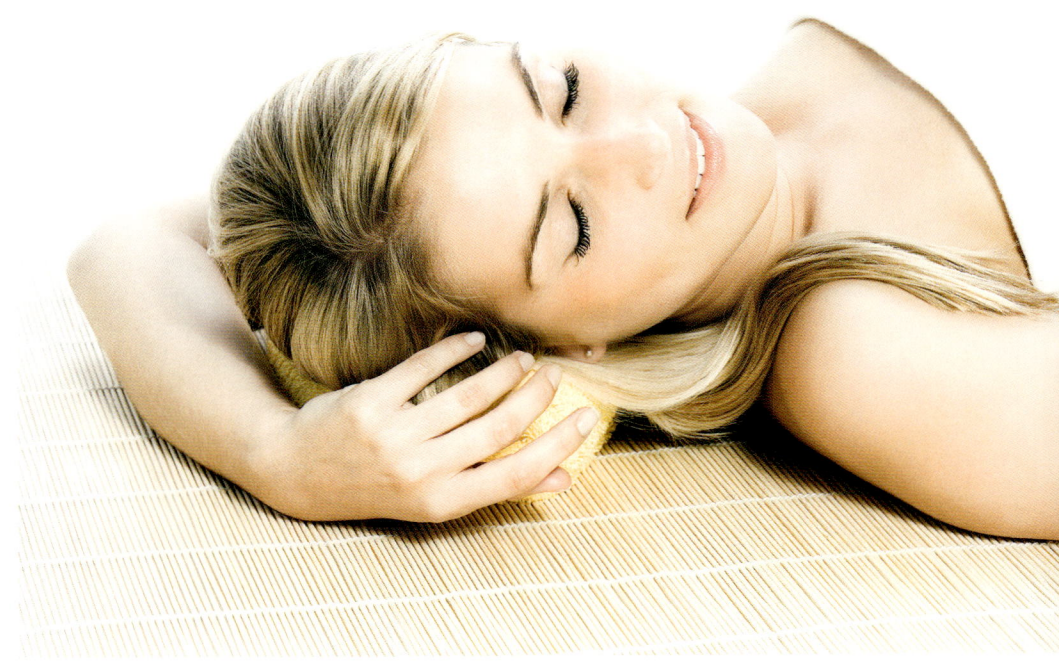

höheres Alter erreichen als in früheren Zeiten, steigt auch die Zahl der Altersdepressiven deutlich an. Mehr als die Hälfte aller 60-Jährigen, die aus irgendeinem ganz anderen Grund im Krankenhaus stationär behandelt werden, leiden zusätzlich unter Depressionen. Rund 90 Prozent der depressiven Menschen, die älter als 65 Jahre sind, werden heute nicht angemessen behandelt. Gerade für sie kann SAM eine deutliche Verbesserung ihres Gesundheitszustands bringen und damit die Lebensqualität wesentlich erhöhen.

Wirkungsweise von SAM

SAM ist an zahlreichen Schlüsselfunktionen in unserem Organismus beteiligt. Dazu gehören:
- Bildung von Neurotransmittern im Gehirn. Zu ihnen zählen die Botenstoffe Serotonin und Dopamin, die für unsere Stimmung verantwortlich sind.
- Kontrolle von Entzündungsprozessen und Schmerzen
- Bildung des Radikalenfängers Glutathion, der für das Entgiften durch die Leber wichtig ist.
- Aktivieren von Genen und Ausschalten schadhafter Gene
- Schutz vor der schädlichen Wirkung von Homocystein. Das ist ein schädliches Abbauprodukt, das vor allem bei älteren Menschen auftritt und zu Gefäßerkrankungen wie Arterienverkalkung, Schlaganfällen und Herzinfarkten führen kann.
- Bildung von Melatonin aus Serotonin
- Zellmembranen geschmeidig erhalten

Neue Forschungsergebnisse

International gibt es eine ganze Reihe neuerer Studien zur Wirkung von SAM bei Depressionen, die selbst strengen modernen Maßstäben standhalten können:

Eine Forschergruppe in Kalifornien untersuchte an 26 Patienten mit schweren Depressionen, wie diese auf SAM bzw. auf ein herkömmliches Antidepressivum (Desipramin) ansprechen. Schon nach vier Wochen trat bei 62 Prozent der SAM-Patienten eine deutliche Besserung ein. Dagegen ging es nur 50 Prozent der mit Desipramin Behandelten besser.

Bereits 1988 hatte eine kalifornische Forschergruppe eine ähnliche Untersuchung mit 18 Patienten durchgeführt.[13] 66 Prozent der SAM-Patienten zeigten schon nach zwei Wochen eine deutliche Besserung, aber nur 22 Prozent der mit Imipramin Behandelten.

In einer weiteren Studie behandelte man 197 Patienten, die unter schweren Depressionen litten. 76 von ihnen bekamen SAM, die anderen ein Placebo. Bei der SAM-Gruppe zeigte sich eine 40,8-prozentige Besserung der Symptome, bei der Gruppe mit dem Scheinpräparat dagegen nur eine 27,6-prozentige.[14]

In einer Untersuchung aus dem Jahr 1995 gab man 195 Patienten täglich 400 mg SAM. Schon nach einer Woche besserten sich bei 50 Prozent der Patienten die depressiven Symptome deutlich. Bei herkömmlichen Antidepressiva, auch bei Johanniskraut, dauerte es mindestens drei Wochen, bis sich Erfolge zeigten. Ein schneller Wirkungseintritt erschien den Forschern wichtig, damit die Patienten die Therapie nicht vorzeitig abbrechen.[15]

Depressionen treten häufig als Folge einer Grunderkrankung auf. Diesen Zusammenhang haben Forscher an 55 Patienten untersucht, die zusätzlich zu ihrer Depression unter einer der folgenden Grunderkrankungen litten: Leberleiden, insulinpflichtiger Diabetes, Hepatitis, virusbedingte Lungenentzündung, Schuppenflechte, Herz-Kreislauf-Erkrankungen, Krebs, Fettleibigkeit, Bronchialasthma, endokrine Störungen, Bandscheibenvorfall, angeborene Hüftleiden.

Bei allen Patienten verbesserte sich während einer vier Wochen dauernden SAM-Behandlung (2 x 400 mg) die Depression deutlich. In keinem Fall traten Nebenwirkungen auf.[16]

1973 behandelte man in einer kontrollierten Doppelblindstudie (hierbei wissen weder Arzt noch Patient, wer den Wirkstoff und wer das Placebo erhält) 30 stationär untergebrachte Depressionspatienten. 20 von ihnen erhielten bis zu 15 Tage lang SAM. Bei allen kam es zu einer Stimmungsaufhellung, aber nur bei 30 Prozent der Placebogruppe. In etlichen Fällen verschwanden fast alle Symptome nach nur vier, im Allgemeinen aber nach sechs bis sieben Tagen.[17]

Anwendungsgebiete

Die Vielseitigkeit seiner Aufgaben im Körper ist der Grund dafür, dass SAM nicht nur bei Depressionen, sondern auch bei so unterschiedlichen Krankheiten wie Fibromyalgie, Arthrose und Lebererkrankungen erfolgreich eingesetzt werden kann. Durch seine Fähigkeit, Zellbausteine zu aktivieren, ist SAM offenbar in der Lage, auch die Neubildung von Knorpelgewebe bei Menschen mit Arthrose zu unterstützen.

Wenn auch noch nicht sämtliche Einzelheiten über die Wirkungsweise geklärt sind: Forscher nehmen heute an, dass SAM in der Lage ist, den Begleiterscheinungen des Alterungsprozesses entgegenzuwirken. Niedrige SAM-Konzentrationen stehen offenbar in Zusammenhang mit einem Nachlassen der Hirnleistung und mit Depressionen, wie man sie bei älteren Menschen häufig beobachten kann.[18]

Seit der eher zufälligen Entdeckung, dass SAM erfolgreich gegen Depressionen einsetzbar ist, hat man Dutzende von Studien durchgeführt, die die Wirksamkeit von SAM bei Depressionen be-

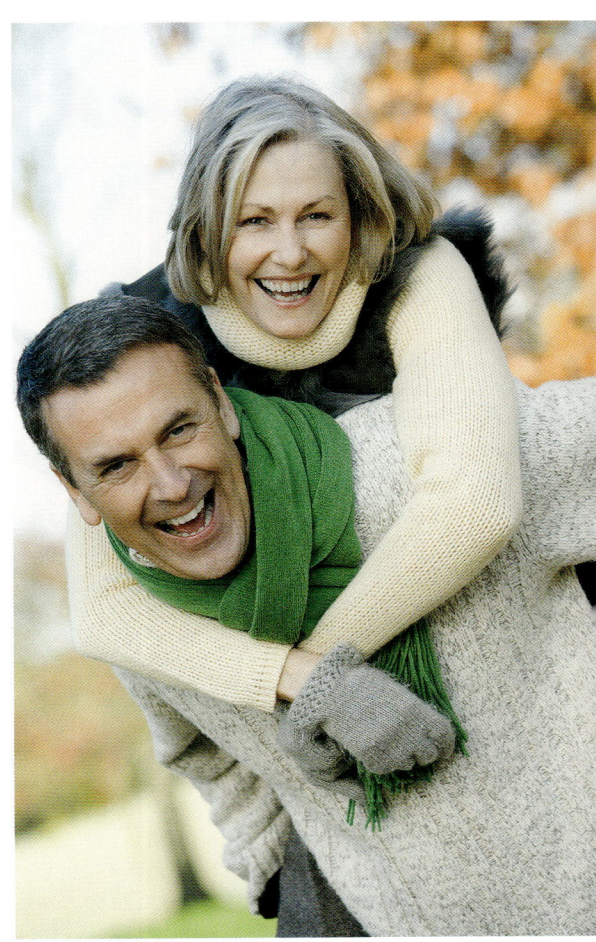

stätigen.[19] Auch gibt es reichlich Hinweise auf die Vorteile einer Therapie mit SAM bei anderen neurologischen Erkrankungen wie Parkinson, Demenz, Epilepsie und Multiple Sklerose.[20] Dabei handelt es sich allerdings um erste Forschungsansätze.

Fest steht inzwischen: SAM ist eine körpereigene Substanz, die bei Depressionen genauso wirksam ist wie die klassischen Antidepressiva. Nur wirkt SAM schneller und (fast) nebenwirkungsfrei. Dagegen muss man bei den herkömmlichen Antidepressiva mit erheblichen Nebenwirkungen und der Gefahr von Abhängigkeit rechnen.[21]

Nebenwirkungen

Leichte Störungen des Verdauungssystems können in sehr seltenen Fällen vorkommen. Sie gehen aber normalerweise nach etwa einer Woche zurück. Ein grundlegender Unterschied zwischen SAM und anderen Antidepressiva ist, dass bei Einnahme von SAM schon nach einigen Tagen die Stimmung aufhellt und sich das Befinden bessert. Die Patienten fühlen sich energiereicher und gesünder.

Wann SAM nicht angewandt werden sollte

Ob eine schwere Depression vorliegt, bei der eventuell neben SAM zusätzlich oder ausschließlich die herkömmlichen Antidepressiva eingesetzt werden müssen, sollte immer durch einen Facharzt abgeklärt werden. Das ist auch deshalb notwendig, weil es eine Form von Depression gibt, bei der SAM nicht eingenommen werden darf: die manische Depression oder auch bipolare Depression genannt. Sie kommt zwar sehr selten vor, nämlich nur bei fünf Prozent aller Depressiven. Bei ihnen kann SAM, ebenso wie andere Antidepressiva, die Krankheit verschlimmern. Das hängt damit zusammen, dass bei Depressionen der Noradrenalinspiegel üblicherweise zu niedrig ist. Bei der bipolaren Depression aber ist er erhöht.

Die manische (bipolare) Depression erkennt man an folgenden Symptomen:
- Ungewöhnliche Selbstüberschätzung
- Gefühle von Grandiosität
- Gedanken rasen durch den Kopf
- Schwere Konzentrationsprobleme
- Leichte Ablenkbarkeit
- Herabgesetztes Schlafbedürfnis
- Extrem hohes Redebedürfnis
- Ungewöhnlich hohe Arbeitsaktivität oder extreme Zunahme der sozialen Aktivitäten
- Fehleinschätzungen wie unkontrollierte Geldausgaben, unvernünftige finanzielle Entscheidungen, unangemessenes Sexualverhalten

Wenn solche Symptome vorliegen, gilt: Hände weg von SAM, doch ebenso von anderen Antidepressiva. Das ist aber auch schon der einzige Fall, in dem sich SAM nicht als Hilfe bei Depressionen eignet.

SAM und das Älterwerden

Vor allem ältere Menschen leiden häufig an Depressionen. Weil immer mehr Menschen heute ein höheres Alter erreichen als in früheren Zeiten, steigt auch die Zahl der Altersdepressiven deutlich an. Mehr als die Hälfte aller 60-Jährigen, die aus irgendeinem ganz anderen Grund im Krankenhaus stationär behandelt werden, leiden zusätzlich unter Depressionen.[22] Die Betroffenen und ihre Angehörigen meinen meist, dagegen sei nichts zu machen, weil Depressionen nach ihrer Auffassung einfach zum Altern dazugehören. Doch das ist nicht so. Zahllosen alten Menschen wäre mit SAM gut zu helfen. Dass der SAM-Spiegel mit zunehmendem Lebensalter sinkt, ist eine Tatsache, mit der man sich keineswegs tatenlos abfinden muss.

Dosierung

Bei leichteren Depressionen sollte man mit 200 mg SAM täglich beginnen und die Dosis nötigenfalls nach einer Woche auf 400 mg erhöhen. Höhere Dosierungen bis 1600 mg täglich sind unbedenklich.

Damit SAM nicht von der Magensäure verdaut wird, sind die Tabletten mit einem Film überzogen, der dem Magensaft widersteht. Die Tabletten nimmt der Körper erst im Darm auf. Deshalb soll man SAM ungefähr eine halbe Stunde vor den Mahlzeiten einnehmen. SAM sollte man möglichst nicht spätabends einnehmen, da es einen Energieschub auslösen kann. Die Einnahme von SAM lässt sich problemlos mit Johanniskraut verbinden.

Wenn die Symptome sich ungefähr um die Hälfte gebessert haben, sollte man SAM noch mindestens vier Monate lang weiter einnehmen. Je nach Schwere der Depression ist eine Einnahmedauer von neun bis zwölf Monaten notwendig. Bei chronischer Depression kann auch eine Dauertherapie erfolgen. Wenn die Symptome nach Absetzen von SAM von Neuem auftreten, sollte man mit der Einnahme wieder beginnen.

SAM wirkt noch besser, wenn man zusätzlich Vitamin B_{12} und Folsäure oder einen Vitamin-B-Komplex in der vom Hersteller empfohlenen Dosierung einnimmt.

Grundsätzlich gilt, dass eine medikamentöse Therapie immer nur der Anfang oder ein Teil der Behandlung sein sollte. Wichtig ist, den Ursachen für die Depression auf die Spur zu kommen. Das kann beispielsweise durch Psychotherapie geschehen. Eine weitere Möglichkeit: Finden Sie selbst heraus, welche Änderungen in Ihrem persönlichen Lebensstil erforderlich sind. So kann es wichtig sein, Alkohol nicht als Problemlöser einzuset-

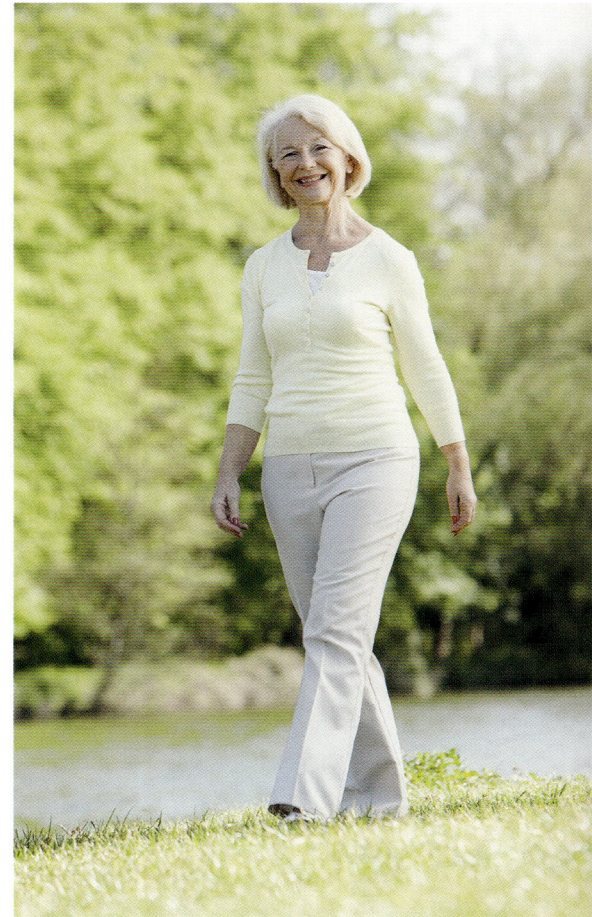

zen, neue Strategien der Problembewältigung zu lernen, sich genügend an der frischen Luft zu bewegen, Sport zu treiben, spazieren zu gehen, Entspannungsmethoden zu üben, Musik zu hören und Dinge zu tun, die Freude bereiten (siehe Abschnitt „Änderungen des Alltags bei seelischen Störungen", Seite 89).

Nebenwirkungen

SAM ist sehr gut verträglich, wahrscheinlich weil es sich um eine körpereigene Substanz handelt, die überall in unserem Organismus vorkommt. Nebenwirkungen treten bei SAM sehr selten auf und wenn, dann ausgesprochen milde.

Leichte Störungen des Verdauungssystems können in sehr seltenen Fällen vorkommen. Sie gehen aber normalerweise nach etwa einer Woche zurück.

Eine Überdosierung von SAM ist kaum möglich. Selbst bei Tagesdosen von 3600 mg gab es keine Probleme.

Bezugsquellen, Kosten

SAM kann bisher nicht in Apotheken oder Drogerien gekauft werden, sondern muss bestellt werden (Bezugsquellen siehe Anhang).

Der Preis für eine Monatspackung beträgt ab etwa 65 Euro.

NADH: Gegen depressive Stimmungen, Gedächtnis- und Schlafstörungen

Mit Dihydo-Nicotinamid-Adenin-Dinucleotide (NADH) steht heute ein weiteres Nahrungsergänzungsmittel zur Verfügung, das bei depressiven Störungen ebenso wie bei chronischer Müdigkeit, bei altersbedingten Konzentrationsschwierigkeiten und Gedächtnisstörungen wirksam einsetzbar ist. Bekannt ist NADH auch unter der Bezeichnung Niacin. Viele Experten halten es für ein Vorstufenvitamin. Nach anderer Auffassung ist NADH ein Coenzym.

NADH gilt als eine der wichtigsten körpereigenen Substanzen überhaupt. Im gesamten Energiehaushalt der Zelle ist es für viele vitale Abläufe im Gehirn und im Körper verantwortlich, zum Beispiel für ein gut funktionierendes Gedächtnis, geistige Wachheit und die Fähigkeit, Entscheidungen zu treffen. NADH sorgt aber auch für sexuelle Aktivität, hellt vor allem die Stimmung auf, steigert die Körperkraft und erhöht die Lebenskraft grundsätzlich. Das Coenzym NADH hilft nicht nur, unser Leben zu verlängern, sondern auch, ein längeres Leben besser genießen zu können.

Unter den Wissenschaftlern weiß man seit Langem, welche grundsätzliche Bedeutung NADH für den Körper hat. Nur gab es bislang keine Möglichkeit, die NADH-Konzentration in den Zellen zu erhöhen. Das hat sich erst seit den 90er-Jahren des abgelaufenen Jahrhunderts geändert.

Ähnlich wie bei anderen wichtigen Vitaminen und Mineralstoffen kann unser Organismus NADH nicht selbst herstellen. Er ist also auf Nachschub durch die Nahrung angewiesen. Genau da liegt das Problem: Die moderne Ernährung ist aus verschiedenen Gründen nicht in der Lage, unseren Bedarf an NADH auch nur annähernd zu decken.

Wenn wir Alters- und Ermüdungserscheinungen wirksam begegnen wollen, dann sind wir auf die zusätzliche Einnahme von NADH in Form von Tabletten angewiesen. Zu den altersbedingten Ermüdungserscheinungen zählt auch das Nachlassen des Gedächtnisses und des psychischen Wohlbefindens, vor allem die Depression. NADH regt die Produktion von Neurotransmittern an, die für die Reizweiterleitung im Gehirn notwendig sind.

NADH bei Depressionen

Nach allem, was man bis heute weiß, scheint NADH das „ureigenste Antidepressivum der Natur" zu sein. Mehrere neuere Studien haben gezeigt, dass Depressive von einer ergänzenden Einnahme von NADH profitieren. Denn NADH fördert die Produktion der Neurotransmitter Dopamin, Noradrenalin und Serotonin. Bekannt ist, dass ein Mangel dieser Transmitter bei Depressionen eine wichtige Rolle spielt. In wissenschaftlichen Versuchen, bei denen NADH zur Behandlung von Depressionen eingesetzt wurde, erlebten immerhin 93 Prozent der Teilnehmer eine Besserung ihres Zustands.[23]

NADH bei chronischer Müdigkeit

Das Chronische Müdigkeitssyndrom (CMS) ist wahrscheinlich keine neue Krankheit. Die ersten Fälle sind in der Fachliteratur vor mehr als 100 Jahren beschrieben worden. Aber in unserer Zeit scheint sie an Verbreitung zu gewinnen. Bekannt ist sie unter verschiedenen Namen, zum Beispiel als „Yuppie-Grippe", „Epstein-Barr-Syndrom" oder als „Chronische Müdigkeit". Experten befürchten, CMS könnte noch in diesem Jahrhundert das Ausmaß einer Epidemie annehmen. Die Ursachen sind noch nicht endgültig geklärt. Untersuchungen haben gezeigt, dass die Krankheit bei vielen Menschen nach einem Virusinfekt oder nach einem mit besonderem Stress verbundenen Ereignis auftrat. Auffallend viele Fälle gibt es unter Kindern und jungen Erwachsenen.

Über das Erscheinungsbild der Krankheit ist man sich bis heute nicht

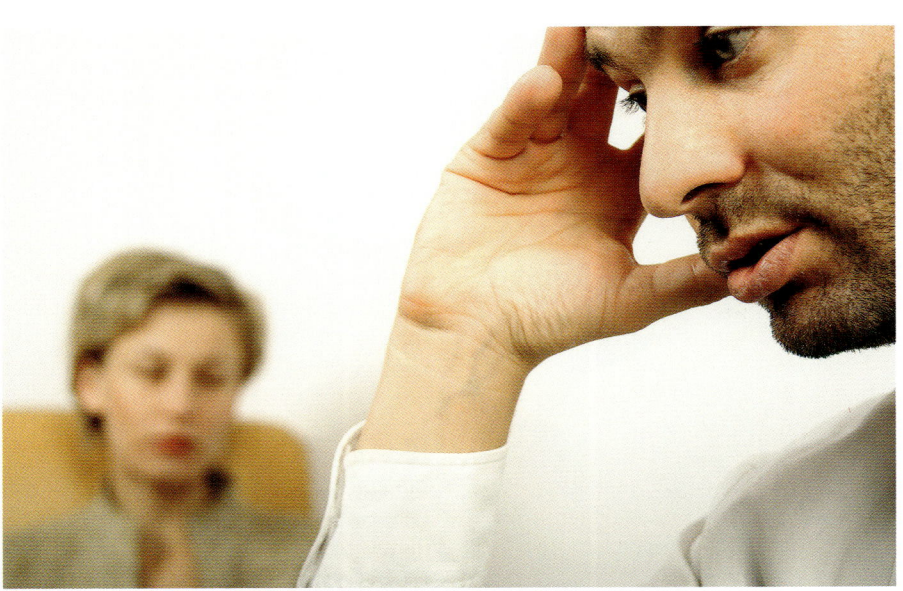

vollständig einig. Die meisten Fälle findet man unter Menschen, die in ihrem bisherigen Leben unter Allergien litten oder mehrfach mit starken Antibiotika behandelt wurden. Es gibt keine Untersuchungen oder Laborwerte, mit deren Hilfe sich das Chronische Müdigkeitssyndrom eindeutig feststellen lässt.

Symptome beim Chronischen Müdigkeitssyndrom (CMS):
- Seit mindestes sechs Monaten bestehende Müdigkeit
- Trockene Kehle
- Verhärtungen an den Lymphknoten
- Undefinierbare Muskel- und Gelenkschmerzen
- Wiederkehrende Kopfschmerzen ohne erkennbare Ursache
- Störungen im Kurzzeitgedächtnis, Vergesslichkeit, Konzentrationsstörungen
- Schlafstörungen ohne erkennbare andere Ursache

Nicht alle der hier angegebenen Symptome müssen gleichzeitig auftreten, um das Vorliegen von CMS zu bestätigen.

Bisher war diese Krankheit schwer zu behandeln. Man nimmt an, dass eine der Ursachen in einer verminderten Produktion des vom Körper selbst hergestellten Energieträgers Adenosintriphosphat (ATP) liegt. Jede Zelle unseres Körpers braucht diese Energie in Form von ATP: das Herz, die Lunge, vor allem aber das Gehirn als zentrales Steuerorgan. NADH wird benötigt, um diese Energie herzustellen. Bekannt ist auch, dass NADH eine Schlüsselrolle im körpereigenen Reparatursystem spielt. Studien zeigen, dass die ständig notwendige Reparatur unserer genetischen Informationen besonders gut gelingt, wenn der NADH-Spiegel im Körper hoch ist.[24]

Generell haben neuere Forschungen ergeben, dass NADH die Herstellung von Dopamin im Körper anregen kann. Bei bis zu 80 Prozent der Patienten, denen man ergänzend NADH gab, zeigte sich eine günstige Wirkung im Hinblick auf deren kognitive Leistung.

Dosierung

Günstig ist, die Einnahme von NADH mit Omega-3-Säure, wie sie in Lachsöl enthalten ist, in hoher Dosierung von bis zu 15 g täglich zu verbinden (siehe Ab-

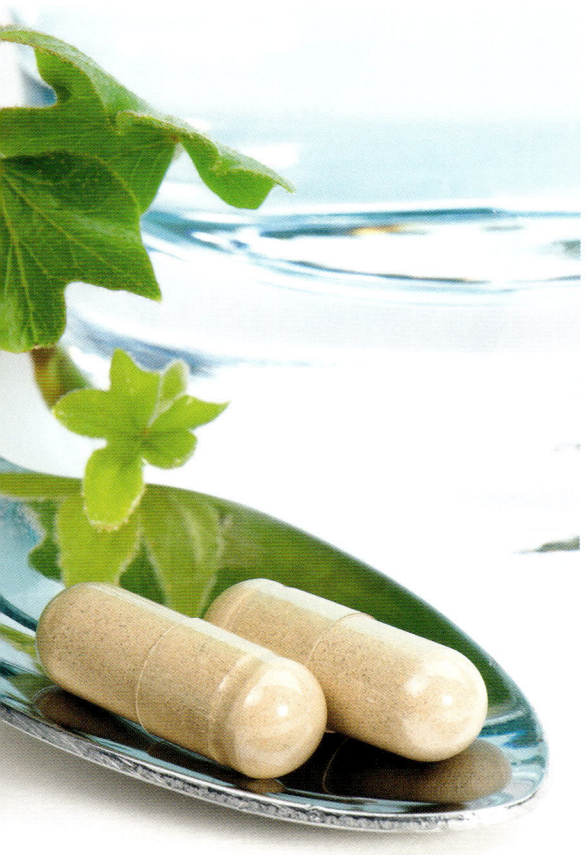

schnitt „Omega-3-Säuren: Potente Helfer bei nervlich bedingten Erkrankungen", Seite 56).

Empfohlen wird, täglich eine Tablette bzw. Kapsel mit etwas Flüssigkeit zu nehmen.

Nebenwirkungen
NADH kann auch in Verbindung mit anderen Medikamenten eingenommen werden, ohne dass Nebenwirkungen zu befürchten sind. Es ist selbst in wesentlich höheren Dosierungen nicht schädlich.

Bezugsquellen, Kosten
NADH können Sie rezeptfrei in Apotheken bekommen. 120 Tabletten NADH kosten dort etwa 70 Euro. Diese Menge reicht, je nach Dosierung, für mehrere Monate aus.

Der Bezug ist aber auch über den Versandhandel möglich (Bezugsquellen siehe Anhang).

Die Vitamine der B-Gruppe: Power für die Nerven
Die Vitamine der B-Gruppe sind notwendig, um unser seelisches Gleichgewicht aufrechtzuerhalten. Sie sorgen für gute Laune und belastbare Nerven. Bei Menschen, die zu Depressionen neigen, können sie sogar helfen, dass eine Depression nicht erst zum Ausbruch kommt. Außerdem sorgen sie dafür, dass ihre Stimmung wieder heller wird.

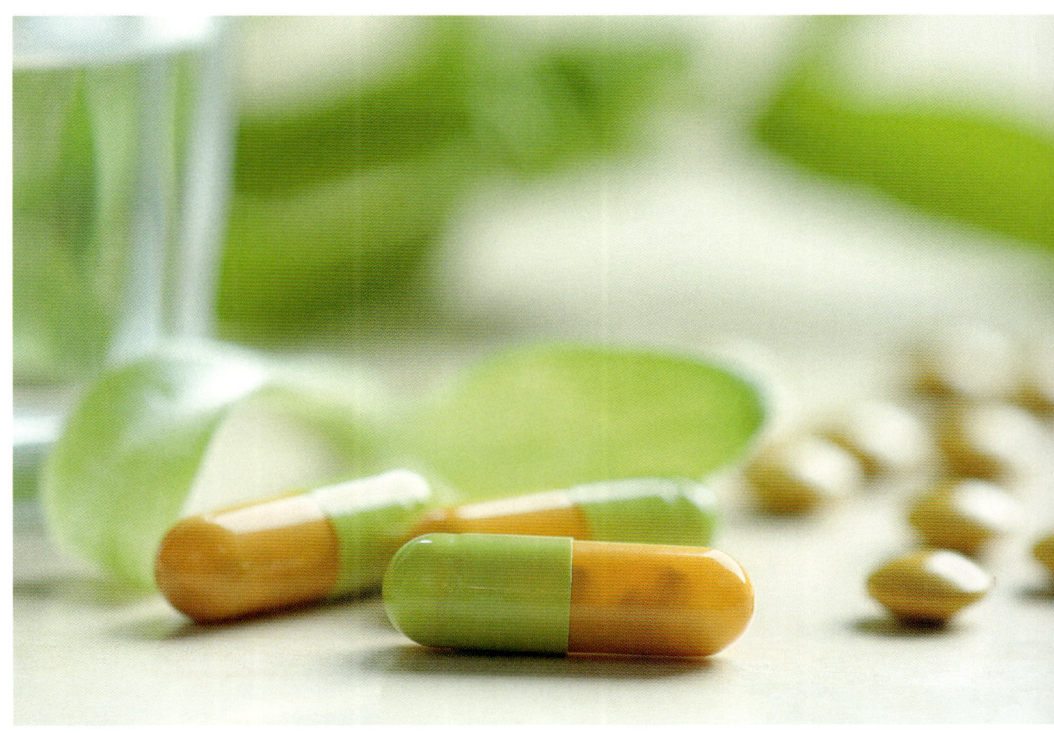

Vitamin B_6

Vitamin B_6, auch Pyridoxin genannt, hat eine große Bedeutung für den Stoffwechsel im Gehirn. Es erhöht die Konzentration der Botenstoffe, vor allem Noradrenalin, Dopamin und Serotonin und hält sie im Gleichgewicht. Vitamin B_6 wendet man deshalb bei psychischen Erkrankungen sehr erfolgreich an.

Ungefähr vom 40. Lebensjahr an steigt der Bedarf an Vitamin B_6. Der Körper kann dieses Vitamin nicht mehr so gut wie in jungen Jahren aus der Nahrung aufnehmen. Außerdem brauchen ältere Menschen rund ein Fünftel mehr davon als junge. Deshalb empfiehlt es sich, Vitamin B_6 ab dem 40. Lebensjahr zusätzlich zu einer ausgewogenen Ernährung einzunehmen, wenn nervöse Störungen, Schlaflosigkeit oder Depressionen bestehen.

Vitamin B_{12}

Ohne Vitamin B_{12}, auch Cobalamin genannt, könnte weder unser Gehirn noch unser Nervensystem einwandfrei arbeiten. Auch hier liegt das Problem wieder darin, dass unser Körper dieses Vitamin in höherem Alter kaum noch aus der Nahrung aufnehmen kann. Der Grund: Der Magen sondert immer weniger Säure und ein Protein ab, das die Aufnahme von Vitamin B_{12} erst ermöglicht. Der tägliche Bedarf liegt bei 1 µg.

Gerade bei Menschen über 60 Jahre besteht ein erhöhtes Risiko, an einem Vitamin-B_{12}-Mangel und dadurch unter einer nachlassenden Leistung ihres Gehirns zu leiden. Das gilt besonders für Menschen, bei denen Darmstörungen vorliegen. Denn das Vitamin B_{12} kann dann nicht genügend über den Darm aufgenommen werden.

Folsäure/Vitamin B_9

Folsäure ist für die Produktion der Glücksbotenstoffe im Gehirn unentbehrlich. Außerdem ist sie ein wichtiges Fruchtbarkeitsvitamin. Es kann helfen, Missbildungen bei Neugeborenen zu verhindern.

Depressionen, Störungen in der Leistung des Gehirns, ein schlechtes Gedächtnis und Konzentrationsschwäche sind häufig Folge eines Mangels an Folsäure.

In verschiedenen Untersuchungen zeigte sich eine Besserung solcher Beschwerden, sobald man den Betroffenen Folsäure gab. Psychiater der Universität Oxford fanden in einer Studie heraus, dass die Zufuhr von Folsäure zu einer Verbesserung bei Depressionen führt. Folsäure hat auch die Eigenschaft, den Homocysteinspiegel im Blut zu reduzieren. Homocystein gilt als Nervengift, das zum Absterben von Gehirnzellen beiträgt. Der tägliche Bedarf liegt bei 0,4 mg Folsäure.

Vitamin C

Vitamin C ist so wichtig, dass es hier zusätzlich genannt werden soll, obwohl es nicht zur B-Gruppe gehört. Vitamin C ist absolut notwendig für die Arbeit der Botenstoffe und der Nerven. Besteht ein Mangel an diesem Vitamin, so können auch die Glücksbotenstoffe nicht mehr richtig wirken.

Ein Problem liegt darin, dass der Körper nicht in der Lage ist, Vitamin C zu speichern. Deshalb muss es laufend zugeführt werden. Viele Menschen können ihren Vitamin-C-Bedarf nicht mehr mit ihrer täglichen Nahrungsaufnahme decken. Daher ist die zusätzliche Zufuhr von Vitamin C auf dem Wege der Nahrungsergänzung angebracht, wenn Anzeichen für nervliche Störungen bestehen. Der Bedarf an Vitamin C liegt bei mindestens 400 mg täglich.

Neuere Forschungsergebnisse
Aus der Fachliteratur sind mehrere Beispiele bekannt, in denen Depressionen mithilfe von Vitaminen und Nahrungsergänzungsmitteln behoben werden konnten.

Immer wieder gibt es Empfehlungen, zur Stimmungsaufhellung serotoninreiche Lebensmittel wie Bananen oder Walnüsse zu verzehren. Nur leider nutzt das wenig, weil Serotonin nachweisbar die Blut-Hirn-Schranke nicht überwinden

Beispiel 1: Sybille war eine Frau, die Herausforderungen liebte. Doch seit sie einen Unfall erlitt und drei Monate lang nicht arbeiten konnte, verlor sie ihren Elan vollständig. Morgens kam sie nur mit Mühe aus dem Bett. Sie fragte sich häufig, ob das Leben überhaupt einen Sinn habe. An nichts hatte sie mehr Spaß. Ihr Gefühl sagte ihr, dass nicht nur ihrer Seele etwas fehle.

Eine Blutuntersuchung ergab ein ungünstiges Verhältnis der Triglyceride zu HDL von 3,8 und einen hohen Homocysteinspiegel von 19,8. Das ist Gift für die Nerven!

Vier Monate lang nahm die Patientin ein Kombinationspräparat von täglich einer Kapsel mit 100 mg Vitamin B_6, 1000 µg Folsäure und 1000 µg Vitamin B_{12} ein. Während der ersten fünf Wochen erhielt sie zusätzlich 10 g Omega-3-Säuren, danach nur noch 5 g täglich. Außerdem nahm sie das Coenzym NADH zwei Monate lang in einer Dosierung von 10 mg.

Der im Anschluss durchgeführte Kontrolltest zeigte: Der Quotient Triglyceride/HDL war auf 1,6 und der Homocysteinwert auf 9,6 gesunken. Der größte Erfolg aber bestand darin: Ihre Grundstimmung war wieder so positiv wie früher. Die Patientin fühlte sich wieder rundum wohl.

Beispiel 2: Eine 26 Jahre alte Studentin erlitt eine nervliche Krise. Alles war ihr plötzlich zu viel. Sie zog sich völlig zurück, wollte niemanden mehr sehen und fehlte auch bei den Veranstaltungen in der Uni. Sie fühlte sich erschöpft und sah die Zukunft düster, obwohl sie bislang ein humorvoller Mensch gewesen war.

In den vergangenen sechs Monaten hatte sie sich fast ausschließlich von Fast Food ernährt.

Ihr Homocysteinspiegel zeigte 17,7. Sie stellte nach entsprechender Beratung ihre Ernährung um und nahm zusätzlich eine Kombination von täglich einer Kapsel mit 100 mg Vitamin B_6, 1000 µg Folsäure und 1000 µg Vitamin B_{12}. Außerdem nahm sie Omega-3-Säure-Präparate und NADH.

Schon nach wenigen Tagen kehrte ihr Lebensmut zurück und sie war wieder ein fröhlicher und ausgeglichener Mensch. Eine Kontrolluntersuchung nach zwei Monaten ergab einen Homocysteinwert von nur noch 10,2.[25]

kann und deshalb aus der Nahrung nicht in das Gehirn gelangt.[26] Viel wichtiger als der Serotoningehalt ist der Gehalt der Nahrung an Tryptophan. Diese Aminosäure brauchen die Nervenzellen als Baustoff, um daraus Serotonin herzustellen.

Menschen, bei denen ein Vitaminmangel besteht, fühlen sich oft nervös oder leiden unter Antriebsschwäche. Solche psychischen Symptome hängen mit der hohen Bedeutung der Vitamine für den Energiestoffwechsel des Gehirns zusammen.

Bisher gibt es erst einige wenige Studien, die zeigen, dass sich durch eine gezielte Einnahme von Vitaminen die Stimmungslage verbessern lässt.

Eine Untersuchung aus dem Jahr 1995 stammt von der Universität Swansea in Wales. Dort gab man 129 gesunden Menschen ein Jahr lang eine hoch dosierte Mischung an Vitaminen. Die Kontrollgruppe erhielt ein Scheinmedikament (Placebo). Nach einem Jahr fühlten sich vor allem die Frauen aus der Vitamingruppe mental deutlich besser als die aus der Placebogruppe. Sie berichteten über größere Gelassenheit und darüber, dass sie sich insgesamt wohler fühlten.

Eindrucksvolle Ergebnisse erbrachten auch verschiedene Studien aus den letzten Jahren, bei denen man depressive Patienten mit Folsäure behandelte. Die Studien ergaben, dass Tagesdosierungen von 200 µg Folsäure die depressiven Symptome deutlich lindern können.[27]

Vitamine helfen also nicht nur gegen körperliche Beschwerden, sondern sie eignen sich auch, die Stimmung und Laune deutlich aufzuhellen.

Dosierung
Im Allgemeinen genügt eine Tablette bzw. Kapsel, um den Tagesbedarf an Vitaminen des gesamten B-Komplexes zu decken.

Nebenwirkungen
Vitamin B ist selbst in wesentlich höheren Dosierungen nicht schädlich.

Bezugsquellen, Kosten
Kombinationspräparate mit den notwendigen Vitaminen der B-Gruppe und wichtigen Mineralstoffen erhalten Sie rezeptfrei in Apotheken, im Drogeriemarkt, Versandhandel und in Kaufhäusern. 100 Tabletten gibt es schon ab drei bis vier Euro zu kaufen.

Omega-3-Säuren: Potente Helfer bei nervlich bedingten Erkrankungen

Lebertran galt früher wegen seines fürchterlichen Geschmacks als Schrecken aller Kinder. Heute, destilliert, gereinigt, in Kapseln verpackt, hat Fischöl seinen schlimmen Ruf verloren. Geblieben ist sein hoher gesundheitlicher Nutzen.

Omega-3-Säuren, die vor allem in Fischöl enthalten sind, helfen gegen depressive Verstimmung. Reichlich Fisch essen macht somit fröhlich und ausgeglichen. Leider ist das viel zu wenig bekannt.

Anwendungsgebiete
Dass ein Mangel an lebenswichtigen Omega-3-Säuren sich dramatisch in so vielfältiger Weise auf die Gesundheit auswirkt, war in der medizinischen Forschung bis vor Kurzem neu. Viele Krankheiten, die der Wissenschaft bis heute noch immer rätselhaft erscheinen, las-

sen sich durch das Einnehmen von Fischölkapseln deutlich bessern. Kaum einer unter den Medizinexperten hätte je daran gedacht, dass Parkinson, das Aufmerksamkeitsdefizit-Syndrom (ADS), Hyperaktivität oder das Chronische Müdigkeitssyndrom (CMS) sich durch Zuführen von Omega-3-Fettsäuren positiv beeinflussen lassen. In hoher Dosierung führen diese lebenswichtigen Fettsäuren bei zahlreichen Erkrankungen des Gehirns und des Zentralen Nervensystems zu guten Erfolgen. Das gilt vor allem für bestimmte Formen der Depressionen, wie zum Beispiel der Altersdepression, aber ebenso für Konzentrations- und Schlafstörungen.

Immer wieder zeigt sich, dass die ausreichende Versorgung mit langkettigen Omega-3-Säuren für eine gesunde Erhaltung wichtiger Gehirnfunktionen bis ins hohe Alter eine entscheidende Rolle spielt. Sie fördert vor allem die Denk- und Konzentrationsfähigkeit. Allerdings ist es notwendig, das Fischöl gerade bei chronischen Krankheiten mit 5 bis 6 g täglich hoch zu dosieren. Später kann man die Einnahme reduzieren und diese verringerte Dosis weiter einnehmen, um bis ins hohe Alter körperlich, geistig und nervlich fit zu bleiben.

Neueste Forschungsergebnisse

Psychologen an der Universität Maastricht haben herausgefunden, dass sich Menschen, die unter Stimmungsschwankungen leiden, mit fischreicher Ernährung deutlich wohler fühlen. Deutsche Ernährungspsychologen an der Universität Göttingen kamen zu ähnlichen Ergebnissen. Sie konnten bereits nach nur einer Woche eine positive Wirkung auf die Stimmung nachweisen. Der amerikanische Forscher Joseph Hibbeln von der Sheffield Univer-

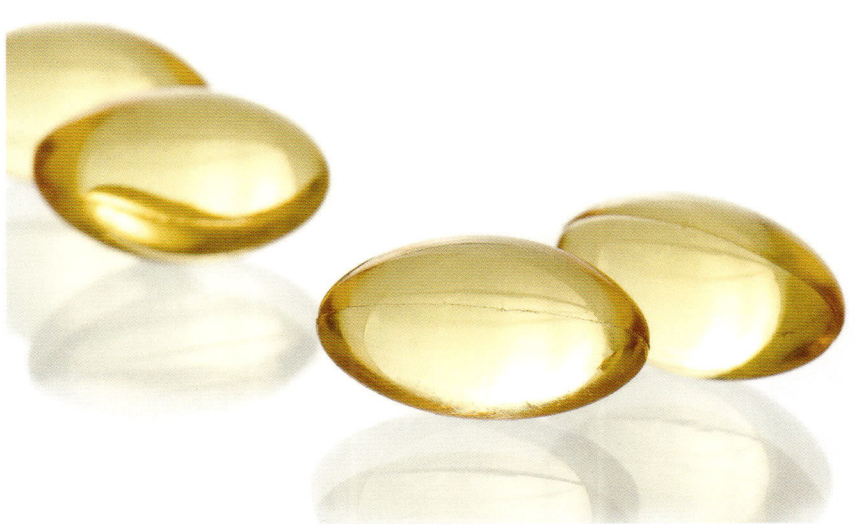

sity verabreichte in einer Studie aus dem Jahr 1998 70 depressiven Patienten hohe Dosen an Omega-3-Fettsäuren. Bei mehr als zwei Dritteln der Patienten besserte sich der Zustand deutlich.[28]

Nach den bisherigen Erkenntnissen wirken im Fischöl vor allem die hochwertigen langkettigen Omega-3-Säuren, indem sie vermehrt Sauerstoff zu Gehirn, Herz, den wichtigen Organen und Muskeln transportieren und so zu einer Leistungssteigerung führen. Die erhöhte Produktion des körpereigenen Botenstoffes Dopamin steigert außerdem die Konzentrationsfähigkeit, das Erinnerungsvermögen, die Kreativität und die Lebenslust. Die im Fischöl reichlich enthaltenen langkettigen Omega-3-Säuren gelten inzwischen als hervorragendes Mittel gegen Depressionen und chronische Müdigkeit. Man schläft besser und fühlt sich nach dem Aufwachen frisch und munter. Die Omega-3-Säuren wirken entzündungshemmend, auch bei Nervenentzündungen. Die langkettigen Omega-3-Säuren, auf die es entscheidend ankommt, sind vor allem in Muscheln und Seefisch enthalten.

Bei der in den westlichen Industriestaaten üblichen Ernährungsweise wird der Bedarf des Körpers an langkettigen Omega-3-Säuren nicht einmal annähernd gedeckt. Anders sieht das bei den Japanern und den Eskimos aus, soweit sie sich nach ihrer Tradition ernähren. Bei ihnen stehen Fischmahlzeiten reichlich auf dem Speiseplan. Untersuchungen bei Völkern mit traditionell hohem Seefischkonsum, wie den Eskimos in der Arktis oder den Japanern auf den Okinawa-Inseln, ergeben das niedrigste Vorkommen an neurologischen Erkrankungen der

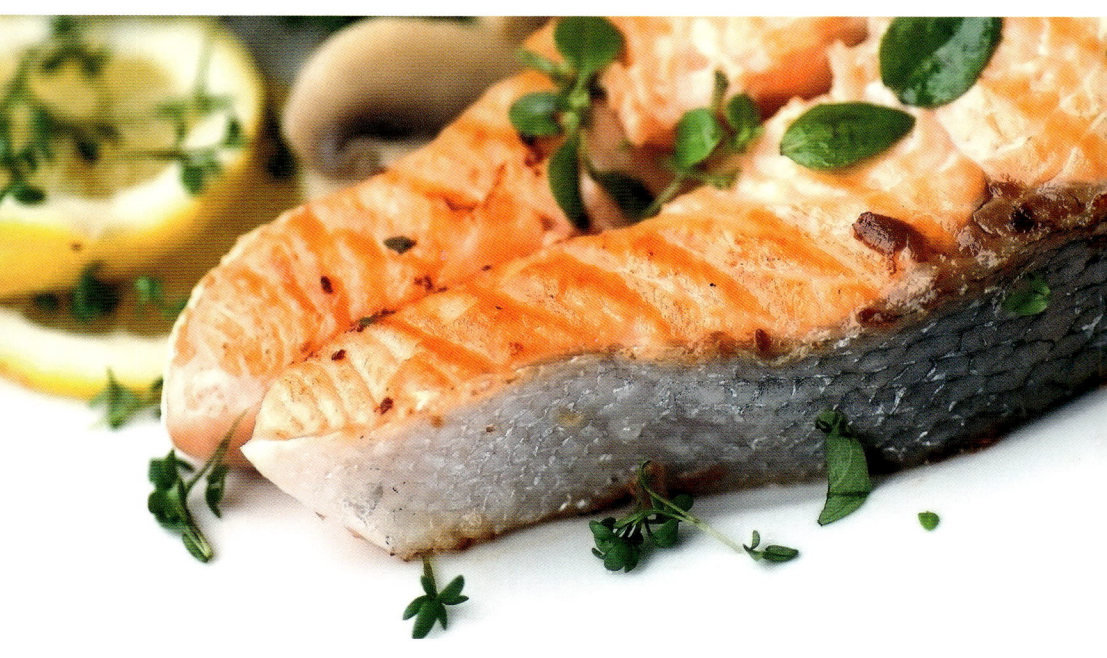

ganzen Welt. Der Grund: Die Menschen nehmen dort mit ihrer Nahrung tagtäglich 7 bis 10 g an langkettigen Omega-3-Fettsäuren zu sich.[29]

Bei den Inuit-Eingeborenen in Grönland kommen Depressionen praktisch überhaupt nicht vor, obwohl die Bevölkerung dort im Winter mit äußerst wenig oder gar keinem Sonnenlicht auskommen muss und der Mangel an Sonnenlicht als eine Ursache für Depressionen gilt. Eingeborene, die sich auf die bei den westlichen Zivilisationsvölkern übliche Ernährung mit viel Kohlenhydraten und wenig Fischöl umstellen, leiden dagegen im gleichen Umfang unter depressiven Erkrankungen wie die westlichen Völker.

Andere Forschungsergebnisse zeigen, dass bei den Einwohnern von Neuseeland Depressionen 50-mal mehr vorkommen als in Japan. Die Erklärung: Die Neuseeländer essen weltweit die geringste Menge an Fisch. Dagegen führen sie sich große Mengen an Omega-6-Fettsäuren über pflanzliche Nahrung zu. Offensichtlich lässt sich der Mangel an Omega-3-Säuren auf solche Weise jedoch nicht ausgleichen.

Unser Gehirn besteht zu zwei Dritteln aus Fettsäuren. Sie sind die Grundbausteine der Nervenzellenhülle, über die sämtliche Kommunikation zwischen den Nervenzellen des Gehirns und des Körpers läuft. Was wir essen, das nehmen diese Nervenzellen unmittelbar in ihre Membran auf. Ernähren wir uns von mehrfach ungesättigten Fettsäuren, so sind die Umhüllungen der Gehirnzellen glatter und geschmeidiger. Das gilt vor allem, wenn wir reichlich Omega-3-Säuren zu uns nehmen. Die Kommunikation zwischen den Nervenzellen funktioniert dann besser.

Eine Gruppe französischer Forscher konnte zeigen, dass eine Omega-3-reiche Ernährung, ähnlich wie bei den Eskimos, langfristig die Produktion der Neurotransmitter für Energie und gute Stimmung, vor allem Dopamin, im Gehirn erhöht.[30] Frauen in Ländern, in denen sehr viel Fisch gegessen wird, neigen seltener zu Depressionen in Zusammenhang mit der Geburt ihrer Kinder.[31] Den Grund für solche Depressionen sehen Experten darin, dass das Kind schon im Mutterleib, aber auch mit der Muttermilch sehr viel Omega-3 verbraucht. Ist der Vorrat bei der Mutter aufgrund einer Omega-3-armen Ernährungsweise verbraucht, so können Depressionen als Mangelerscheinungen auftreten. Der Neurologe und Psychiater David Servan-Schreiber führt hierzu eindrucksvolle Heilungsbeispiele an. Er berichtet unter anderem von einer Frau, die bei der Geburt ihres zweiten Kindes in eine schwere Depression fiel und durch Einnahme von Fischöl geheilt werden konnte. Außerdem berichtet er von einem Patienten, bei dem sich eine seit sieben Jahren bestehende schwere Depression mit Selbstmordgedanken und Schlaflosigkeit durch Omega-3 innerhalb von neun Monaten vollständig auflöste.[32]

In Israel und in England fanden Forscher in mehreren Studien heraus, dass sich die gesamte Bandbreite von Depressionssymptomen durch Omega-3-Säuren bessern lässt: Traurigkeit ebenso wie Antriebslosigkeit, Angst und Schlaflosigkeit, Nachlassen der Libido ebenso wie Selbstmordneigungen.[33] Eine Untersuchung an der Harvard Universität zeigte, dass das Einnehmen von Omega-3-Säuren bei jungen Frauen, die launenhaft und unkontrolliert waren und daher Schwierigkeiten hatten, Beziehungen einzugehen, zu einer deutlichen Besserung ihrer depressiven und aggressiven Verhaltensweisen führte.[34] In unserem *Arbeitskreis: gesund leben* konnten wir ebenfalls hervorragende Ergebnisse mit der Anwendung von Omega-3-Säuren beobachten. Dazu folgender Heilungsbericht:

> **Beispiel:** Ein 60 Jahre alter Patient litt seit mehr als zehn Jahren unter depressiven Verstimmungen und Schlafstörungen. Er lag nachts regelmäßig mehrere Stunden wach und fühlte sich am nächsten Tag kaum leistungsfähig. Schon sieben bis zehn Tage nach dem Beginn der Einnahme von täglich 6 g Lachsölkapseln und Vitamin B zeigte sich eine deutliche Besserung seiner Stimmung. Er schlief nachts sehr viel besser, wurde zwar noch manchmal zwischendurch wach, konnte aber immer wieder schnell einschlafen. Nach drei Monaten berichtete er: „Ich fühle mich so kraftvoll und gesund wie seit meinen Jugendjahren nicht mehr." Er will die Einnahme von Omega-3-Säuren und des Vitaminpräparates weiterhin beibehalten.

Übrigens: 6 g Lachsöl enthalten rund 55 Kalorien. Das ist ungefähr so viel wie ein kleines Glas Apfelsaft. Das Einnehmen von Lachsöl führt also auf keinen Fall zu Gewichtsproblemen.

Dosierung

Fischöl muss hoch dosiert werden, wenn es wirken soll. In den ersten Monaten sollte man mindestens 5 bis 6 g täglich einnehmen, um den gewünschten Erfolg zu erzielen. Das sind zehn bis zwölf Fischölkapseln zu je 0,5 g. Später kann man die Dosierung um die Hälfte verringern und dann beobachten, ob die niedrigere Menge ausreicht, um die gewünschte Wirkung zu erhalten.

Bei Bestehen chronischer Erkrankungen können durchaus Dosierungen bis zu 15 g täglich angebracht sein. Die Anwendung sollte auf jeden Fall über mindestens drei Monate hinweg durchgeführt werden. Gegen eine dauerhafte Einnahme bei chronischen Erkrankungen bestehen keinerlei Bedenken.

Die Ergebnisse mit der Anwendung von Fischöl bei Depressionen, Schlaflosigkeit und unterschiedlichen nervösen Störungen sind sehr ermutigend, manchmal sogar atemberaubend. Positive Wirkungen zeigen sich meist nach einem Monat, oft schon nach sieben bis zehn Tagen.

Nebenwirkungen

Omega-3-Säuren verlängern die Blutgerinnungszeit. Wenn Sie also gleichzeitig gerinnungshemmende Arzneimittel einnehmen, sollten Sie Ihren Gerinnungswert („Quick-Wert") überwachen und eventuell in Absprache mit dem Arzt die Dosierung des Arzneimittels reduzieren.

Bezugsquellen, Kosten

Fisch- bzw. Lachsölkapsel bekommen Sie in Apotheken, im Versandhandel und in Kaufhäusern (Bezugsquellen siehe Anhang). Der Preis für 400 Kapseln liegt im Versandhandel bei neun Euro. Bei einer

Tagesdosis von 6 g reicht eine Packung für einen Monat.

Am besten wählen Sie ein Produkt, das zugleich Vitamin E enthält. Denn Omega-3-Säuren haben die Eigenschaft, schnell schädliche freie Radikale zu bilden. Vitamin E verhindert dies.

Melatonin: Verjüngender Schlaf durch ein körpereigenes Hormon

Viele Menschen leiden unter Schlafproblemen und erhalten von den Ärzten Rezepte für chemische Schlafhilfen – mit verhängnisvollen Folgen. Schlaftabletten führen in die Abhängigkeit. Hinzu kommt: Sie unterdrücken das Träumen. Wer nicht mehr träumt, das weiß man heute sicher, wird nach und nach depressiv – und wer depressiv wird, schläft noch schlechter, braucht dann noch mehr Schlaftabletten und gerät so in einen gefährlichen Teufelskreis. Dabei gibt es ungefährliche und dennoch wirksame Schlafhilfen: Melatonin, die körpereigene Schlafsubstanz, sorgt für gesunden Schlaf mit Träumen. Und wer schläft und dabei träumt, erwacht morgens frisch. Er überwindet Seelentiefs leichter.

Nachts, wenn wir schlafen, arbeitet die Zirbeldrüse in unserem Kopf auf Hochtouren: Sie bildet Melatonin, ein Schlüsselhormon, das unsere innere Uhr steuert. Melatonin regelt den Schlafwach-Rhythmus in unserem Inneren. Bis

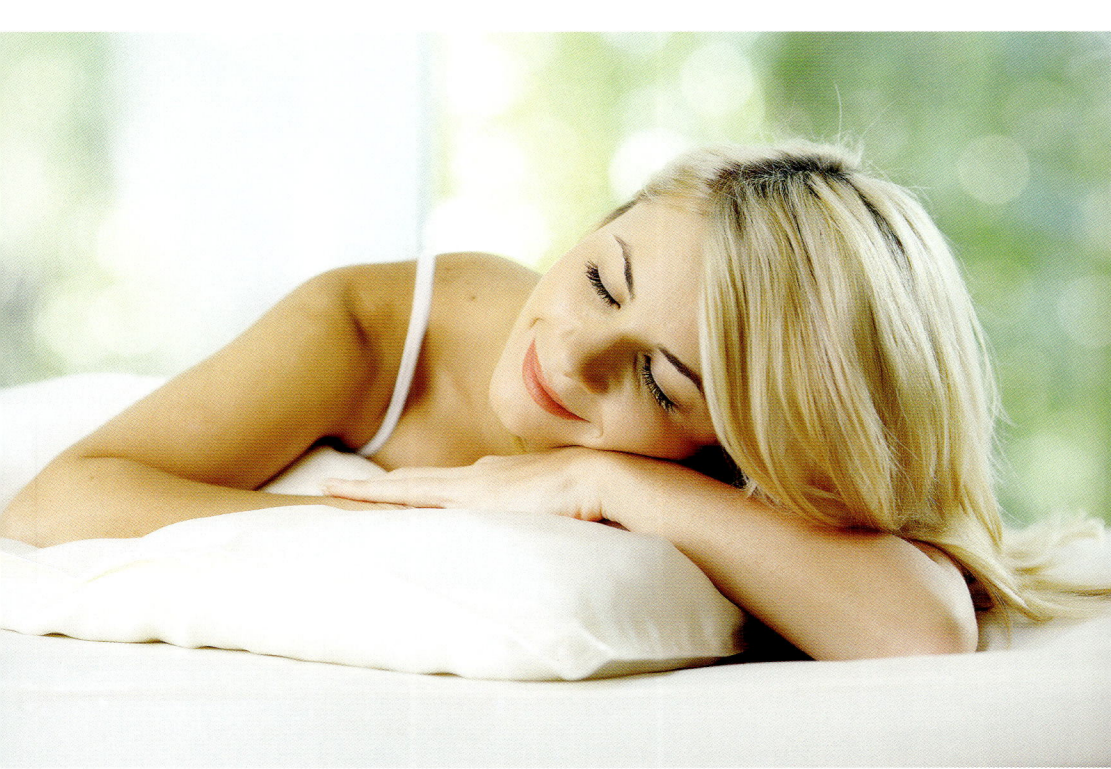

vor wenigen Jahren galt dieses Hormon als geeignetes Mittel gegen den Jetlag. Denn es hilft dem Organismus, sich unnatürlichen Zeitumstellungen, zum Beispiel bei Fernflugreisen, anzupassen.

Neue Forschungsergebnisse

Neuere Forschungen haben ergeben, dass das Schlafhormon noch sehr viel mehr kann. Heute setzt man es als wirksames Anti-Aging-Mittel ein. Denn es ist offenbar in der Lage, typische Alterserscheinungen zu bremsen.

Melatonin regt die Regeneration der Hautzellen an und macht die Oberhaut glatter. Außerdem fängt es freie Radikale ein und stärkt das Immunsystem. Und – vielleicht das Wichtigste: Wenn unsere innere Uhr durcheinander gerät, fühlen wir uns unausgeschlafen, schlecht gelaunt, müde und antriebsarm, manchmal regelrecht depressiv. Melatonin hebt die Stimmung.

Melatonin ist heute anerkannt als hervorragendes Schlafmittel und zur Bekämpfung des Jetlag. Sein Vorteil gegenüber den herkömmlichen Schlafmitteln der Schulmedizin: Es führt nicht zu Abhängigkeit. Auch tritt keine Benommenheit am nächsten Tag auf, sondern im Gegenteil: Viele Menschen erleben Melatonin als ausgleichend. Sie sehen es eher als eine Art „Fitmacher" an. Das mag teilweise daran liegen, dass diese Menschen mit Melatonin überhaupt wieder ruhig durchschlafen und sich deshalb am nächsten Morgen ausgeruht und fit fühlen.

In den USA verkauft man Melatonin-Tabletten seit mehr als 25 Jahren rezeptfrei in Kaufhäusern. Bis heute hat sich in der Praxis gezeigt, dass es tatsächlich ein hervorragendes Mittel gegen Schlaflosigkeit ist. Für viele Schicht- und Nachtarbeiter, für Menschen, die der Stress in die Knie zwingt, für Senioren, für Weltreisende ebenso wie für das Flugpersonal löst Melatonin ihre Schlafprobleme.

Überzeugend ist vor allem, dass Melatonin bei Schlaflosigkeit sofort wirkt, ohne Nebenwirkungen und ohne die Gefahr von Abhängigkeit, die herkömmliche synthetische Schlafmittel so gefährlich macht.

Melatonin: das Jungbrunnenhormon

Im Jahr 1990 erschien in der angesehenen Fachzeitschrift „Journal of Neuroimmunology" ein Beitrag des italienischen Anti-Aging-Forschers Walter Pierpaoli. Er schlug ein wie eine Bombe. In dem Artikel veröffentlichte Pierpaoli erste Forschungsergebnisse. Zusammen mit dem amerikanischen Altersforscher William Regelson forschte Pierpaoli weiter. 1996 veröffentlichten beide ein Buch mit ihren Erfahrungen, das in Deutschland unter dem Titel „Das Melatonin-Wunder" erschien und eine weltweite Jagd nach dem neuen „Jungbrunnen" auslöste.[35]

Inzwischen ist es ruhiger geworden um das Melatonin. Vielleicht haben sich doch nicht alle Erwartungen der Menschen auf ewig fortdauernde Jugendlichkeit erfüllt. Doch sehr beachtliche Erfolge bleiben in jedem Falle bestehen.

Was Melatonin alles im Körper bewirkt:
- Entspannt und verjüngt über Nacht
- Hilft gegen Jetlag auf Flugreisen
- Sorgt für guten Schlaf
- Fördert die Regeneration der Hautzellen
- Schützt gegen freie Radikale
- Stärkt das Immunsystem

Junge Menschen haben nachts einen hohen Melatoninspiegel. Mit zunehmendem Alter geht die Melatoninproduktion auf etwa ein Siebtel zurück. Offenbar ist dieser Rückgang für das Altern der Zellen verantwortlich, ebenso für die bei älteren Menschen häufiger auftretenden Störungen lebensnotwendiger Vorgänge, insgesamt eben für den körperlichen Abbau im Alter. Wir sind, wenn wir alt werden, einfach anfälliger für bestimmte Erkrankungen wie Herzkrankheiten, Krebs und Diabetes. Die Abwehr gegenüber Infektionen lässt nach. Der Schlaf ist weniger tief. Konzentrationsfähigkeit und Gedächtnis lassen nach.

Melatonin kann hier deutlich wirksam gegensteuern. Die Melatoninforschung zeigt neue und praktische Wege, wie wir unsere Gesundheit und Lebensqualität eindrucksvoll verbessern können.

Übrigens: Forscher haben auch festgestellt, dass sich die körpereigene Melatoninproduktion erhöht, wenn man die Kalorienzufuhr drosselt. Und natürlich spielt die Qualität der Nahrung eine wichtige Rolle.[36] Dazu mehr im Kapitel Änderungen des Alltags bei seelischen Störungen, Seite 89.

Dosierung

Eine halbe bis eine Stunde vor dem Schlafengehen nimmt man eine Tablette (0,9 mg). Auch höhere Dosierungen sind unbedenklich. Beim Absetzen von Melatonin treten keinerlei körperliche Probleme auf. Möglicherweise stellt sich die Schlaflosigkeit aber wieder ein.

Nebenwirkungen

Nebenwirkungen sind nicht bekannt, obwohl Melatonin in den USA bereits seit mehr als 25 Jahren als Nahrungsergänzungsmittel frei verkäuflich im Handel ist.

Bezugsquellen, Kosten

Melatonin kann man in Deutschland nur über den Versandhandel beziehen (Bezugsquellen siehe Anhang).

Sie können sich Melatonin aber auch von Ihrem Arzt verschreiben lassen. Das entsprechende Mittel heißt Circadin. Bislang ist Circadin allerdings nur in 2-mg-Tabletten erhältlich. Wenn Sie mit einer Dosierung von 1 mg Melatonin auskommen – probieren Sie es aus – empfiehlt es sich, jeweils eine Tablette zu teilen. Das funktioniert recht gut.

Ginkgo biloba: Bessere Durchblutung stärkt die Gehirnleistung

Immer wenn es darum geht, die Durchblutung des Gehirns zu verbessern, ist Ginkgo biloba das Mittel der Wahl. Auch in der Schulmedizin wird es gern und mit Erfolg bei Durchblutungs- und Hirnleistungsstörungen eingesetzt. Vor allem ältere Menschen schätzen seine zugleich antidepressive Wirkung.

Als Heilmittel verwendet werden die Blätter des Ginkgobaumes. Von seinem Äußeren her ist er eine der größten Heilpflanzen. Mehrere Jahrhunderte alte Bäume erreichen eine Höhe von 40 Metern und einen Stammumfang von bis zu 20 Metern. Der Ginkgobaum ist aus grauer Vorzeit der einzige noch erhaltene Vertreter seiner Familie. Aus Fossilienfunden weiß man, dass die Ginkgogewächse in früheren Erdperioden sehr viel verbreiteter waren als heute. In China und Japan ist die therapeutische Anwendung von Ginkgo biloba seit 3000 Jahren beschrieben.

In Europa findet man den Ginkgobaum erst seit Anfang des 18. Jahrhunderts wieder. Dichter und Forscher interessierten sich für ihn. Goethe ließ mehrere Ginkgos um sein Gartenhaus in Weimar pflanzten und widmeten ihnen ein Gedicht.

Interessant am Ginkgobaum ist vor allem: Er besitzt eine ungewöhnliche Widerstandskraft gegen Schadstoffe der modernen Zivilisation. Heute gehört er zu den meistgepflanzten Alleebäumen in hoch belasteten Regionen. Ginkgo soll das erste Grün gewesen sein, das sich nach dem Abwurf der Atombombe in Hiroshima wieder zeigte.

Für die Herstellung der Ginkgoextrakte nimmt man die getrockneten grünen Blätter des Baumes. Die Wirkung scheint vor allem auf den darin enthaltenen Flavonolglykosiden und Terpenoiden zu beruhen.

Anwendungsgebiete

Über die Heilwirkung von Ginkgo gibt es inzwischen mehr als 50 Beiträge in der Fachliteratur. Der Siegeszug der Arzneipflanze begann in den 60er-Jahren des vergangenen Jahrhunderts. Damals entdeckte man in Deutschland, dass Ginkgoextrakt erstaunlich gute durchblutungsfördernde Eigenschaften hat. Davor

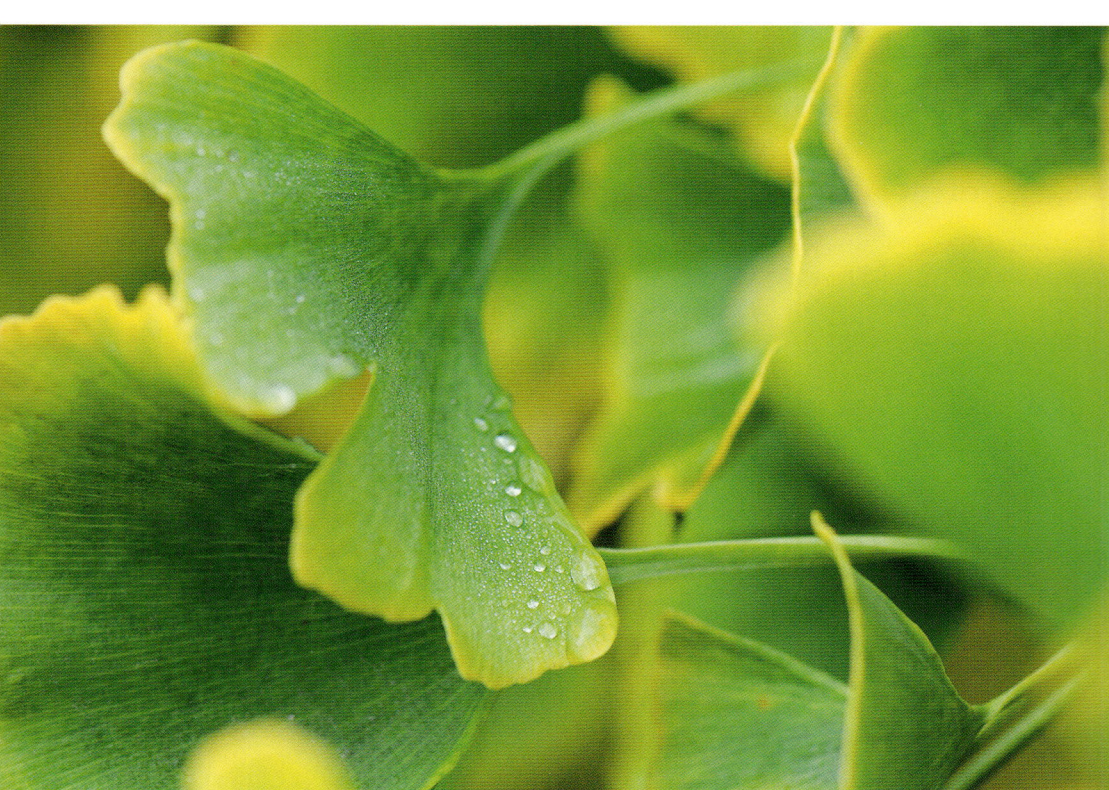

gab es schon Berichte aus Frankreich über die erfolgreiche Behandlung von Venenleiden der Beine.

Kontrollierte Studien am Menschen bestätigten vor allem folgende Heilwirkungen:
- Steigerung der Gedächtnisleistung und des Lernvermögens
- Besserung von Gleichgewichtsstörungen (Schwindel)
- Förderung der Durchblutung, vor allem im Bereich der kleinsten Gefäße vom Gehirn bis zum Fuß
- Verbesserung der Fließeigenschaften des Blutes
- Wirkung als „Radikalenfänger" gegen sogenannte freie Radikale. Das sind schädliche Substanzen, die vor allem zu Gefäßerkrankungen führen.

Konkret bedeutet das: Ginkgoextrakt ist bei allen möglichen Durchblutungsstörungen sinnvoll einsetzbar; bei Nachlassen der Gehirnleistung ebenso wie bei Seh- und Hörstörungen, Gemütsleiden oder Durchblutungsstörungen in Armen oder vor allem in den Beinen.

Wenn es um Störungen der Gehirnleistung geht, hilft Ginkgo besonders bei folgenden Problemen: Vergesslichkeit, Merk- und Konzentrationsschwäche, Leistungseinbußen, Schwindel, schnelle Ermüdbarkeit, vermindertes Durchhaltevermögen, Schlafstörungen, Antriebsarmut, depressive Verstimmungen, Kopfschmerzen, Gemütslabilität, Unruhezustände, Ohrgeräusche, Angstgefühle, Hörminderung und Orientierungsstörungen.

Unter etlichen dieser Symptome leiden die meisten Menschen im Laufe ihres Alterungsprozesses. Darunter sind aber auch für Demenzerkrankungen und Alzheimer typische Anzeichen. Da die Menschen heute ein immer höheres Alter erreichen, nimmt die Zahl solcher typischen Alterskrankheiten zu. Ginkgoextrakt kann vor allem in den Anfangsstadien der Erkrankung gute Dienste leisten.

Anzeichen für Demenzerkrankungen

Wie der Endzustand einer Demenzerkrankung aussieht, weiß fast jeder. Weniger bekannt sind die zu Beginn schleichend auftretenden Anzeichen. Sie sollen deshalb hier näher beschrieben werden. An diesen Symptomen können Sie eine Alzheimer-Erkrankung erkennen: Gedächtnis, Urteilsfähigkeit und Orientierung lassen nach. Schwierigkeiten können im Umgang mit Geld auftreten, an der Kasse im Supermarkt zum Beispiel oder bei Bankgeschäften. Orientierungsprobleme zeigen sich beim Autofahren oder beim Stadtbummel: Wo bin ich? Wo steht mein Wagen? Probleme bei der Arbeit bestehen oft im Leistungsrückgang, selbst bei Routineaufgaben. Eine wachsende Persönlichkeitsveränderung, oft mit organischen Beeinträchtigungen fällt auf. Schließlich werden die von dieser Krankheit Betroffenen zunehmend gleichgültig, träge, aber auch unruhig, angespannt, fahrig, unduldsam, reizbar und aggressiv. Parallel dazu reagieren sie oft niedergeschlagen, resigniert, deprimiert und hoffnungslos. Manchmal finden sich bei ihnen wahnhafte Reaktionen, meist „Diebstahlswahn". Nach und nach zeigen sich Wesensveränderungen, die mit Misstrauen, Feindseligkeit, Streitsüchtigkeit, Wutausbrüchen, aber auch mit Affektlabilität, Angst- und Panikreaktionen und hypochondrischen Befürchtungen verbunden sein können.

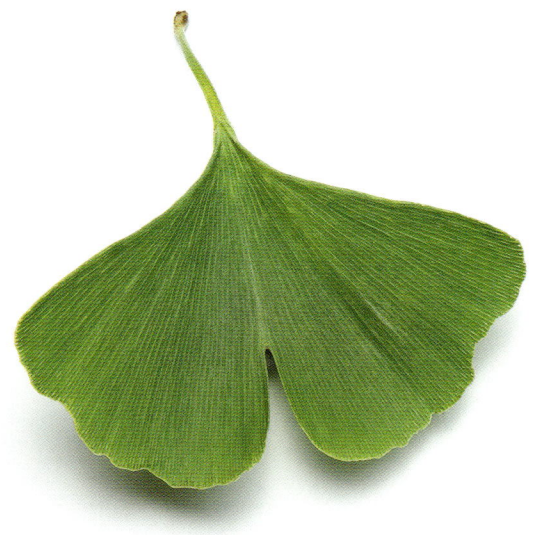

Dosierung
Als Tagesdosis soll man 120 bis 240 mg Trockenextrakt, verteilt auf zwei oder drei Einzeldosierungen pro Tag einnehmen.

Die Behandlungsdauer mit Ginkgo sollte mindestens acht Wochen betragen, am besten länger. Die meisten bisherigen Untersuchungen gehen von vier bis zwölf Wochen aus. Manchmal lässt der Wirkungseintritt bis zu zwölf Wochen auf sich warten. Geduld ist also angebracht, vor allem bei chronischen Leiden.

Nebenwirkungen
Die Verträglichkeit der Ginkgopräparate ist im Allgemeinen gut. Nebenwirkungen treten äußerst selten und wenn, dann sehr milde auf. Bei etwa zwei Prozent der Behandelten kann es zu leichten Magenschmerzen, Kopfschmerzen, Schwindel, Herzklopfen und allergischen Reaktionen kommen. Vergleichbare synthetische Präparate kommen auf bis zu 75 Prozent an Fällen mit zum Teil bedenklichen Nebenwirkungen.

Ginkgoextrakt führt nicht zu Abhängigkeit. Von der Einnahme sollte man nur absehen, wenn eine Überempfindlichkeit gegen Ginkgoextrakt besteht.

Bezugsquellen, Kosten
Präparate mit Ginkgoextrakt bekommen Sie als Filmtabletten in Apotheken. Die Kosten für eine Therapie mit Ginkgoextrakt liegen bei ungefähr einem Euro pro Tag.

Hier sind einige der bekanntesten Mittel:
- Gingium®
- Gingopret®
- Ginkgo Stada®
- Ginkobil N ratiopharm®
- Ginkopur®
- Rökan®
- Tebonin® forte

Ginseng: Wurzel für das Glück im Alter
Mit zunehmendem Alter, bei hohen Stressbelastungen oder wenn im Winter Licht und Bewegung fehlen, kommt es im Stoffwechsel zu erheblichen Verschiebungen. Reizbarkeit, schlechte Stimmung, Lustlosigkeit auf der ganzen Linie breiten sich aus. Wir fühlen uns schlapp und abgespannt.

Mit Ginseng lassen sich die Energiespeicher relativ schnell wirksam wieder auffüllen. Ginseng ist Power pur. Bekannt ist das seit langer Zeit, auch wenn die Forschung jetzt erst damit beginnt, die Wirkungsweise im Einzelnen zu untersuchen und zu beschreiben.

Die Ginsengpflanze ist ein besonders edles Gewächs. Sie erbringt Spitzenleistungen auf dem Gebiet des Heilwesens. Allerdings stellt sie entsprechend hohe Ansprüche an Klima, Bodenqualität

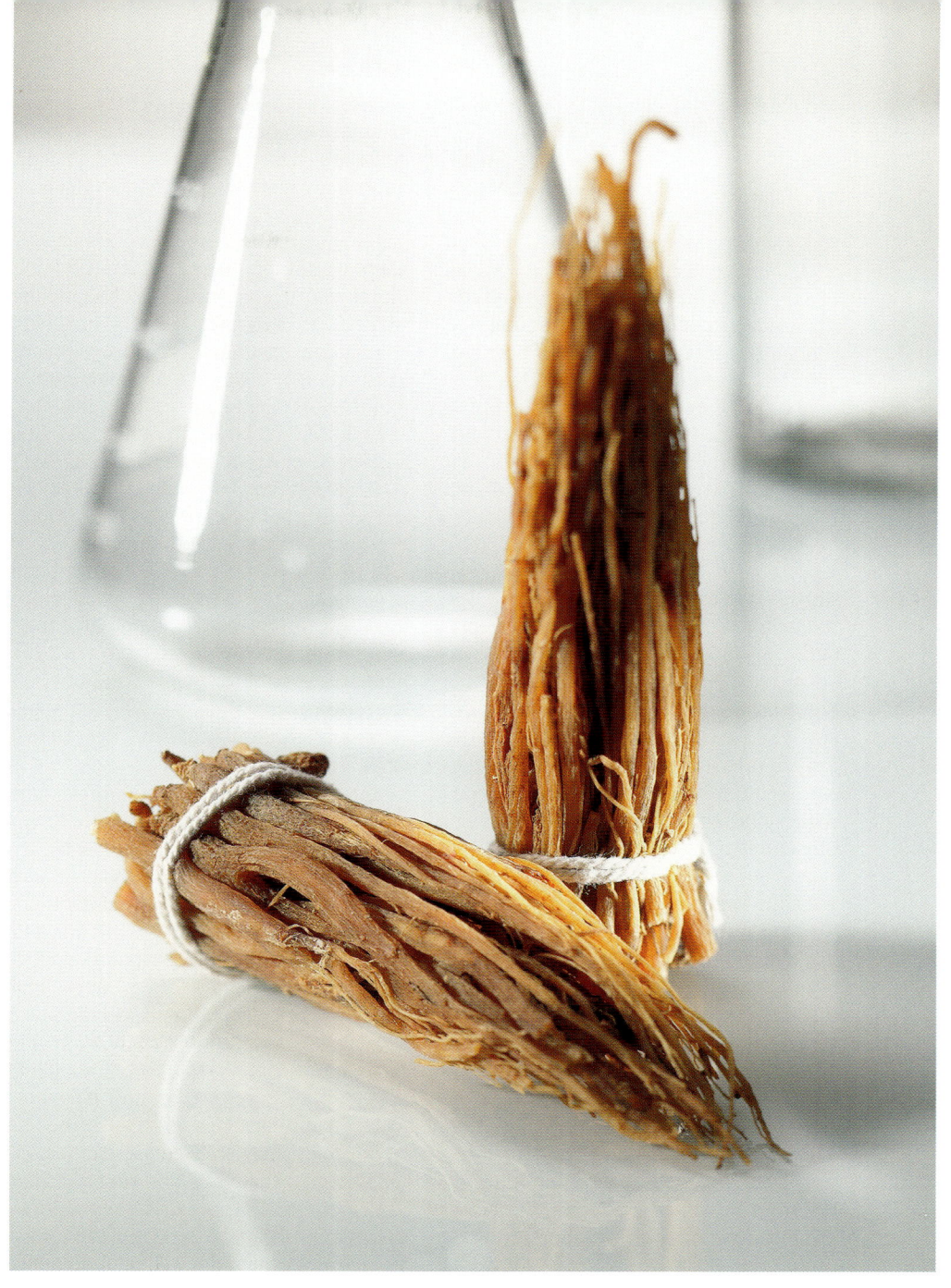

und Zuwendung. Wer ihr diese Ansprüche nicht erfüllt, dem verweigert sie sich.

Ausgesprochen wohl fühlt sich Ginseng in Höhenlagen zwischen 400 und 700 Metern, manchmal selbst bis zu 1000 Metern. Dort herrscht ein Klima, wie es die Pflanze liebt: nicht zu viel Hitze, sondern Durchschnittstemperaturen von 20 bis 25 Grad Celsius im Sommer und ein bis 14 Grad im Winter.

Ginseng lässt sich fast nur in Handarbeit anbauen. Noch vor wenigen Jahrzehnten brauchten die Ginsengwurzeln sechs Jahre, bis sie ausgewachsen und erntereif waren. Inzwischen gelingt es mit fortgeschrittenen Anbaumethoden, schon nach vier Jahren Wurzeln mit vollwertigem Wirkstoffgehalt zu ernten. Die Wurzeln werden mit der Hand ausgegraben, ein Grund dafür, dass die Pflanze auf dem Weltmarkt nicht gerade für ein Butterbrot zu haben ist. Weltweit gilt der koreanische Ginseng als der beste. In der östlichen Heilkunst hat Ginseng eine uralte, sehr erfolgreiche Tradition. Inzwischen gibt es auch in Deutschland erste Ginsengplantagen.

Wirkungsweise

Ginseng puscht das Nervensystem nicht auf, allerdings wirkt es auch nicht wie ein Beruhigungsmittel im eigentlichen Sinne. Ginseng führt nicht zu einer Überreizung und nicht zu Müdigkeit. Die Wirkung auf das Zentralnervensystem ist vielmehr ausgleichend, harmonisierend. Wo ein Zuviel an Aufgeregtheit herrscht, dort dämpft die Heilwurzel aus dem Osten dieses unangenehme Empfinden von Überreiztheit und dem Gestresstsein. Auf diese Weise fördert sie eine gesunde Schlafbereitschaft. Bei Menschen, die sich ständig matt, müde und konzentrationsunfähig fühlen, stärkt sie dagegen die Wachheit, die Konzentrationsfähigkeit und das Leistungsvermögen. Mehrere Untersuchungen zeigen, dass Ginseng das Lernverhalten verbessert und die Gedächtnisleistung erhöht.[37] Ginseng stellt in unserem Nervensystem das Gleichgewicht dort wieder her, wo es gestört ist.

Wie es zu dieser Wirkung kommt, ist noch nicht bis in alle Einzelheiten bekannt. Vieles deutet darauf hin, dass Ginseng einen positiven Einfluss auf den Stoffwechsel der Nervenzellen hat. Auch scheint sich die Heilwurzel aus dem Osten günstig auf die Transmittersubstanzen auszuwirken, die Botenstoffe, die im Gehirn und den Nervenbahnen entlang für ein exaktes Weiterleiten von Nervenimpulsen verantwortlich sind. Hier zeigt sich deutlich, wie stark Ginseng auf die verschiedenen Hormonsysteme einwirkt. Ginseng ist imstande, die Bildung sogenannter Neuriten – das sind Nervenfortsätze – zu beschleunigen.

Dass Ginseng auf das Zentrale Nervensystem wirkt, ist im Grunde schon seit Beginn des 20. Jahrhunderts bekannt. Aber immer wieder stolperten die Forscher über die scheinbar widersprüchlichen, einerseits anregenden, auf der anderen Seite wieder dämpfenden Wirkungen. Diesen Widerspruch konnte erst der Russe Israel Brekhman um die Mitte des Jahrhunderts auflösen, als er die Fähigkeit der Heilwurzel erkannte, überschießende Extremreaktionen harmonisierend auszugleichen.

Versuche an Muskel- und Nervenzellen haben ergeben, dass Ginseng den Transport von Natrium und Kalium durch die Zellmembranen und damit den Stoffwechsel innerhalb der Zellen günstig beeinflusst. Wo dieser Austausch einwandfrei funktioniert, bestehen die besten Voraussetzungen für die Gesundheit in den einzelnen Zellen und damit im gesamten Organismus, dessen kleinste Bausteine die Zellen sind.

Forschungsergebnisse

Sehr häufig lässt sich durch Einnahme von Ginseng eine Aufhellung des Stimmungszustands erreichen. Die bei depressiven Menschen meist stark herabgesetzte allgemeine gesundheitliche Verfassung stabilisiert sich. Die Schlafqualität, die geistige und die körperliche Verfassung verbessern sich durch die Einnahme von Ginseng deutlich. Allein durch diese Wirkung gelingt es oft schon, der Depression den Boden unter den Füßen wegzuziehen.

Der Arzt Dr. Bettermann führte an einem Hamburger Krankenhaus eine Untersuchung an 30 Patientinnen durch, die unter unterschiedlichen psychosomatischen Störungen litten. Bei ihnen traten immer wieder Erschöpfungen und depressive Versagenszustände auf. Außerdem litten sie unter psychisch bedingten Kreislaufregulationsstörungen, unter Antriebsarmut (bei einigen von ihnen nach Alkohol- und Tablettenmissbrauch) und unter Wechseljahresbeschwerden. Die Behandlung erfolgte neun Wochen lang mit täglich zweimal einem halben Gramm Ginsengextrakt. Der Erfolg zeigt sich vor allem in einem Nachlassen typischer Stresssymptome, wie Nervosität und ständiger Müdigkeit. Gedächtnisleistung und die Konzentrationsfähigkeit erhöhen sich beträchtlich. Die psychisch bedingten Kreislaufstörungen ließen nach oder verschwanden vollständig.[38]

Schon in den 60er-Jahren des vergangenen Jahrhunderts führte der deutsche Arzt von Süttinger einen Doppelblindversuch mit chronisch Kranken aller Altersstufen durch. Die Ergebnisse waren bemerkenswert: Süttingers Patienten litten an Erschöpfungszuständen und allgemeiner Schwäche als Folge chronischer Krankheiten, vor allem unter verschiedenen Formen von Kreislaufstörungen. Nach Einnahme von Ginseng stellte sich bei den Versuchsteilnehmern durchweg eine allgemeine Verbesserung des Wohlbefindens ein. Appetit, Schlaf und Verdauung verbesserten sich. Die Konzentrations- und Merkfähigkeit erhöhte sich deutlich.[39]

In einem Langzeitversuch in Bern testete man die Wirkung von Ginseng auf die Psyche alter Menschen. 51 Versuchsteilnehmer erhielten drei Monate lang Ginseng. Bei 41 von ihnen zeigte sich eine deutliche Verbesserung der psychischen und körperlichen Leistungsfähigkeit, des Gedächtnisses, der Konzentration, der Belastbarkeit und der Stimmung.[40]

Bei Untersuchungen in deutschen Altersheimen stellte sich heraus, dass Ginseng bei zahlreichen Versuchsteilnehmern zu deutlichen Verbesserungen im körperlichen und im psychischen Bereich führte. Die Anzahl depressiver Verstimmungen nahm ab. Blutdruck- und Blutzuckerwerte normalisierten sich.[41]

Andere, in Italien durchgeführte wissenschaftliche Untersuchungen konnten nachweisen, dass Ginseng der Energie älterer Menschen ungeheuren Auftrieb gab. Die körperliche und geistige Beweglichkeit der Versuchsteilnehmer erhöhte sich. Depressionen und Melancholie traten seltener auf. Die innere Kraft, die Integration der Persönlichkeit,

Eigeninitiative, Konzentration, Gedächtnisleistungen und die allgemeine psychische Verfassung zeigten deutliche Verbesserungen.[42]

Selbst wenn Ginseng kein ausgesprochen typisches Heilmittel gegen Depressionen ist, so lässt es sich doch wegen seiner stimmungsaufhellenden Wirkung sehr sinnvoll bei dieser Krankheit anwenden. Die heilende Wirkung beruht hier offenbar vor allem darin, dass Ginseng den ganzen Organismus in eine bessere Verfassung bringt. Fühlt sich der Körper wohl, so lacht auch bald die Seele wieder. Körper und Seele sind nun einmal eine untrennbare Einheit. Hierzu folgendes Therapiebeispiel:

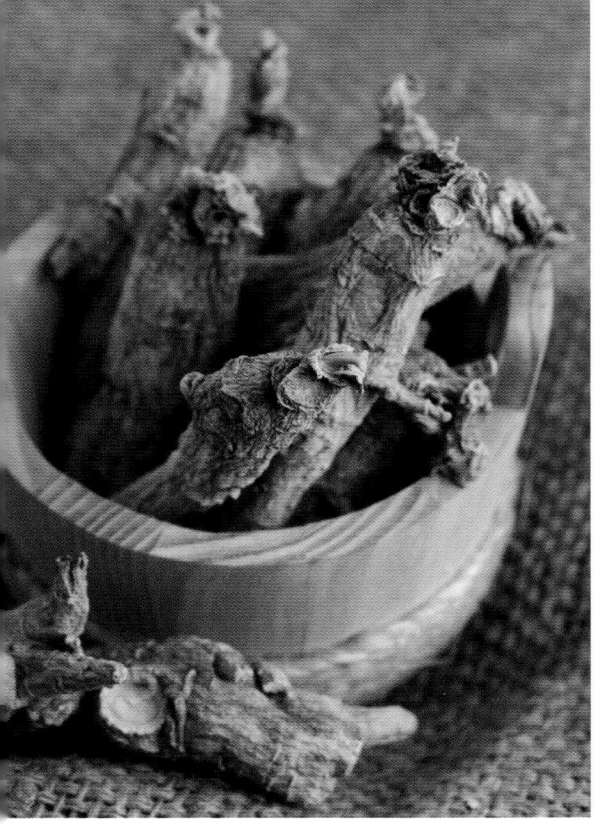

Beispiel: Herr F., 50 Jahre alt, hatte sein Leben lang immer sehr viel gearbeitet. Doch jetzt fühlte er sich innerlich völlig ausgebrannt, lustlos und ohne Energie. Seine Stimmung wurde immer negativer. Er reagierte schnell gereizt, schlief nachts schlecht und saß tagsüber oft tatenlos herum, ohne sich zu wichtigen Entscheidungen aufraffen zu können. Sein Arzt stellte fest, dass er unter Depressionen litt, und gab ihm antidepressiv wirkende Medikamente. Sie hellten seine Stimmung zunächst auch auf. Da er aber sehr unter den Nebenwirkungen litt, musste er sie nach einigen Monaten absetzen. Daraufhin traten alle zuvor aufgetretenen Symptome wieder auf – diesmal nur noch stärker als bisher.

Seine Frau kam auf die Idee, dass Ginseng helfen könnte. Sie hatte über die Wirkung der koreanischen Heilwurzel gelesen. Ihr Mann nahm jetzt regelmäßig jeden Tag zweimal eine Messerspitze voll Ginsengpulver. Schon nach etwa zwei Wochen spürte er deutliche Wirkungen: Seine alte Tatkraft kehrte zurück. Er schlief wieder besser und fühlte sich tagsüber wohler. Er sah nicht mehr jedes Problem als unlösbar an, sondern entwickelte Ideen und Tatkraft, wie er es früher in seinen besten Jahren von sich gewohnt war.

Anwendungsgebiete

Ginseng eignet sich grundsätzlich für jeden, der das Empfinden hat, ihm fehle es an Lebensenergie. Von daher kommt die Anwendung besonders in der Genesungszeit nach einer längeren Erkrankung in Frage, ebenso aber für akut und für chronisch Kranke oder für Menschen, die zeitweise besonders starkem Stress ausgesetzt sind. Es gibt praktisch keine Krankheit, bei der die Anwendung von Ginseng ungeeignet wäre. Ebenso wenig gibt es Einschränkungen vom Lebensalter her. Ginseng kann man Kindern geben, die unter Schulstress leiden. Ihre Lernfähigkeit lässt sich mithilfe von Ginseng oft deutlich erhöhen. Ginseng eignet sich aber in gleicher Weise für Leistungssportler und für Menschen, die auf der Höhe ihres Lebens besonderen Belastungen standhalten müssen.

Für die Anwendung im Alter bestehen keinerlei Begrenzungen oder Hinderungsgründe. Alte Menschen blühen oft regelrecht auf, wenn sie einige Zeit Ginseng bekommen.

Wer dauerhaft Medikamente einnehmen muss, sollte diese nicht absetzen, sondern Ginseng zusätzlich anwenden. Immer wieder lässt sich beobachten, dass Ginseng nicht nur gegen die eigentliche Krankheit hilft, sondern auch gegen die Nebenwirkungen von Medikamenten, welche diese Krankheit bekämpfen sollen.

Dosierung

Ginseng entfaltet, wie viele andere pflanzliche Heilmittel auch, seine volle Wirkung erst nach und nach. Rund zwei Wochen dauert es, bis die meisten Menschen deutlich spüren, dass sie sich besser fühlen.

Empfehlenswert ist, zweimal im Jahr jeweils etwa drei Monate lang eine Ginsengkur durchzuführen. Viele Menschen lassen es zu einer festen Gewohnheit werden, jeden Tag ihre Tasse Ginsengtee zu trinken oder Ginseng auf andere Weise einzunehmen. Da Ginseng nicht aufpuscht, sind keinerlei Abhängigkeitserscheinungen wie etwa bei Kaffee zu erwarten.

Die tägliche Ginsengmenge sollte bei 1 g liegen. Das ist etwa ein gestrichener Messlöffel Ginsengextrakt oder Granulat oder Ginsengpulver. Abweichungen in der Dosierung schaden nicht. Im Gegenteil: Indem Sie ausprobieren, finden Sie am besten die für Sie persönlich optimale Dosierung heraus. Vor einem besonders anstrengenden Tag können Sie die Tagesdosis verdoppeln oder sogar auf das Dreifache erhöhen. Auf diese Weise lässt sich kurzfristig ein hohes Energiepotenzial aufbauen, wenn Sie vor körperlichen oder geistigen Höchstleistungen stehen, beispielsweise bei sportlichen Wettkämpfen oder bei Prüfungen.

Am besten nehmen Sie Ginseng morgens ein. Sie fühlen sich dann den ganzen Tag über leistungsfähiger und in guter Stimmung.

Nebenwirkungen

Ginseng ist vollkommen unschädlich und hat keinerlei Nebenwirkungen. Negative Wechselwirkungen mit anderen Medikamenten sind nicht zu befürchten. Im Gegenteil: Oft kann die Dosierung anderer Medikamente herabgesetzt werden, weil der Organismus durch Ginseng wieder gesünder reagiert. Manchmal lassen sich andere Medikamente dann sogar völlig absetzen. Am besten sprechen Sie mit Ihrem Arzt darüber.

Bezugsquellen, Kosten

Ginseng kommt in unterschiedlichen Formen in den Handel, als Granulat oder auch als Extrakt zur Teezubereitung, als Pulver, in Kapseln, als ganze oder in Scheiben geschnittene Honigwurzeln oder als Tinktur, vermischt mit anderen Wirkstoffen und Getränken, selbst mit Wein.

Alle Ginsengprodukte kann man in Apotheken, Reformhäusern, Drogerien, Gesundheitsläden und im Versandhandel kaufen (Bezugsquellen siehe Anhang).

Wichtig ist, dass Sie darauf achten, reine Ginsengerzeugnisse zu bekommen. Manche der auf dem Markt angebotenen Mittel (Tonica) enthalten nur Spuren von Ginseng, der Rest besteht beispielsweise aus Südwein.

Die Preise der einzelnen Firmen für ihre Ginsengprodukte weichen stark voneinander ab. Deshalb lohnt sich in jedem Fall ein Preisvergleich. Ginseng als Extrakt bietet ein sehr günstiges Preis-Leistungs-Verhältnis. Man bekommt also viel Ginsengwirkstoffe für sein Geld. Ginsengpulver liegt im Preis ebenso günstig. Der Vorteil ist hier, dass der Wirkstoff weniger bearbeitet worden ist. Der Nachteil: Manche Menschen können das trockene Pulver schlecht einnehmen. Das Ginsengpulver wirkt am besten, wenn Sie es zunächst im Mund einspeicheln und dann erst hinunterschlucken. Denn der Körper nimmt den Wirkstoff teilweise bereits durch die Mundschleimhäute auf.

Am besten entscheiden Sie sich für echten koreanischen Ginseng. Er enthält mehr und qualitativ höherwertige Wirkstoffe als beispielsweise der amerikanische Ginseng.

Der Preis für den Tagesbedarf an Ginseng (1 g) beträgt pro Person ungefähr 0,40 Euro.

Bachblüten: Hilfe für die Seele

Die Bach-Blütentherapie will den Menschen helfen, den Anschluss an ihre eigenen seelischen Selbstheilungskräfte wiederzugewinnen. Sie geht davon aus, dass jeder körperlichen Krankheit eine Störung des seelischen Gleichgewichts vorausgeht, die sich in negativen psychischen Zuständen und Verhaltensmustern zeigt. Die Bach-Blütentherapie will helfen, mit diesen negativen Seelenzuständen, zum Beispiel Ungeduld, Mutlosigkeit, Unsicherheit oder Eifersucht, konstruktiv umgehen zu lernen und auf diese Weise wieder mit den eigenen seelischen Selbstheilungskräften in Kontakt zu treten.

Ähnlich wie die Homöopathie, setzt die Bach-Blütentherapie Informationsimpulse. Doch sie behandelt körperliche Krankheiten nie direkt. Diese Heilmethode wird heute von sehr vielen Menschen selbst erfolgreich angewandt oder aber mithilfe professioneller Heiler genutzt.

Das Behandlungskonzept für Bachblüten geht auf den britischen Arzt Dr. Edward Bach (1886–1936) zurück. Er fand 38 Blütenessenzen heraus, die ähnlich wie die klassische Homöopathie wirken. Sie regulieren bestimmte seelisch-geistige Zustände. Mit ihrer Hilfe lässt sich oft der Gemütszustand verbessern und die Stimmungslage ausgleichen.

Am bekanntesten und am weitesten verbreitet sind die sogenannten Rescue-Notfalltropfen. Sie setzen sich aus fünf verschiedenen Bachblütenessenzen zusammen. Mit gutem Erfolg nimmt man sie in allen akuten Krisensituationen, bei Prüfungen ebenso wie bei Schockzuständen. Sie eignen sich für alle Situationen, die mit großer Angst und Aufregung verbunden sind. Die Wirkung tritt sehr schnell ein. Für die regelmäßige Einnahme sind die Rescue-Tropfen dagegen nicht gedacht, sondern wirklich nur für Ausnahmesituationen.

Jede der 38 Bachblüten verfügt über eine spezielle, für sie typische psychisch-geistige Wirkung, die hier näher beschrieben werden soll. Die Anwendung der Bachblüten ist verhältnismäßig einfach

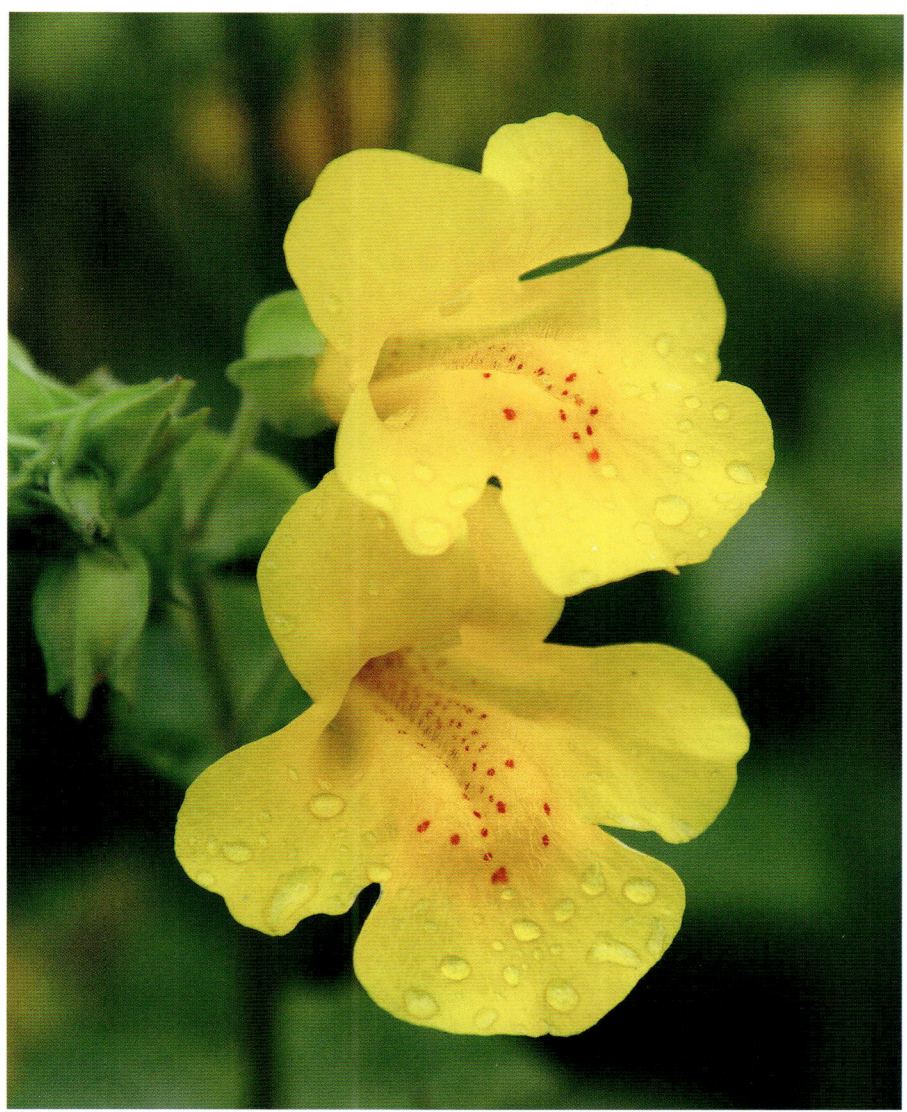

und durchaus zur Selbstbehandlung geeignet. Zunächst geht es darum, die individuell richtigen Bachblüten anhand der folgenden Diagnosehilfe herauszusuchen. Maximal fünf sollten es sein. Für diese Diagnose gibt es drei Möglichkeiten:

1 Die richtigen Bachblüten ankreuzen

Die direkteste Möglichkeit ist: Lesen Sie die folgende Diagnosehilfe aufmerksam durch und kreuzen Sie die Bachblüten an, von denen Sie den Eindruck haben, sie könnten auf Ihre derzeitige emotionale Befindlichkeit zutreffen.

2 Der „kleine" Muskeltest

Die zweite Möglichkeit ist der „kleine" edukinesiologische Test. Er stammt aus der Touch-for-health-Bewegung, bei der das Heilen durch Berühren erfolgt. Diese Methode wendet man in den USA selbst in Krankenhäusern erfolgreich an. Inzwischen setzt sie sich auch bei uns in Europa immer stärker durch.

Dieser Muskeltest lässt sich auf einfache Weise selbst durchführen: Pressen Sie den Daumen und Zeigefinger jeder Hand zusammen – und zwar so, dass die Daumen und Zeigefinger jeder Hand zwei Ringe bilden, die ineinander eingeschlossen sind wie zwei Glieder einer Kette. Konzentrieren Sie sich nun einzeln auf jede Bachblüte aus dem folgenden Katalog. Stellen Sie in Ihrem Inneren die Frage: Ist diese Bachblüte für mich geeignet?

Versuchen Sie jetzt, durch Ziehen der einen Hand, Daumen und Zeigefinger der anderen Hand auseinanderzuziehen. Dabei kommt es nicht darauf an, alle Ihnen zur Verfügung stehende Kraft einzusetzen, sondern es genügt, leicht zu ziehen.

Testen Sie „schwach", so lassen sich Daumen und Zeigefinger leicht auseinanderziehen. Dann ist das Mittel, an das Sie gedacht haben, nicht für Sie geeignet. Testen Sie dagegen „stark", so lassen sich Daumen und Zeigefinger deutlich schwerer voneinander lösen. Das Mittel, an das Sie dabei denken, ist für Sie geeignet.

Am besten machen Sie einen Probetest: Denken Sie an etwas Ihnen sehr Unangenehmes. Sie werden „schwach" testen. Konzentrieren Sie Ihre Gedanken dagegen auf etwas sehr Angenehmes, so wird Ihre Fingermuskulatur „stark" reagieren.

3 Pendelhilfe

Die dritte Möglichkeit, die für Sie geeigneten Bachblüten herauszufinden, ist das Pendeln. Mit dieser uralten Methode hat man schon Quellen gesucht, Kohlen und Erze gefunden. Der Schweizer Kräuterpfarrer Johann Künzle berichtet, dass er das Pendel erfolgreich auch bei diagnostischen Gesundheitsentscheidungen eingesetzt hat. Viele Naturärzte, Zahnärzte und Heilpraktiker arbeiten heute erfolgreich mit einem Biotensorgerät, das ähnlich wie ein Pendel arbeitet, nur eben unabhängig von der testenden Person und daher möglicherweise objektiver.

Wenn Sie mit dem Pendelumgang vertraut sind, kann Ihnen diese Methode helfen, die für Sie geeigneten Bachblüten herauszufinden. Falls Sie das Pendeln für totalen Unsinn halten, nutzen Sie lieber die beiden zuerst beschriebenen Testmethoden.

Die einzelnen Bachblüten und ihre Wirkung

Bachblüte	Beschreibung	Wirkung
Agrimony – Odermennig	Versuchen Sie, quälende Gedanken und innere Unruhe hinter einer Fassade von Fröhlichkeit und Sorglosigkeit zu verbergen?	Innere Ehrlichkeit, Konfliktfähigkeit
Aspen – Zitterpappel	Leiden Sie unter unerklärlichen vagen Ängstlichkeiten, Vorahnungen oder unter einer heimlichen Furcht vor irgendeinem drohenden Unheil?	Bewusste Sensibilität
Beech – Rotbuche	Reagieren Sie überkritisch und intolerant? Können Sie wenig Mitgefühl und Einfühlungsvermögen aufbringen?	Verständnisvolles Urteilsvermögen, Toleranz
Centaury – Tausendgüldenkraut	Können Sie schlecht Nein sagen? Leiden Sie unter einer Schwäche des eigenen Willens? Kommt es bei Ihnen leicht zu einer Überreaktion auf die Wünsche anderer?	Selbstbestimmung, Willenskraft
Cerato – Bleiwurz	Sind Sie unsicher? Haben Sie zu wenig Vertrauen in Ihre eigene Meinung und in Ihre Urteilsfähigkeit?	Innere Gewissheit, Intuition
Cherry Plum – Kirschpflaume	Fällt es Ihnen schwer, innerlich loszulassen? Haben Sie Angst vor seelischen Kurzschlusshandlungen, vor unbeherrschten Temperamentsausbrüchen?	Gelassenheit in spannungsreichen Situationen
Chestnut Bud – Kastanienknospe	Machen Sie immer wieder die gleichen Fehler, weil Sie Ihre Erfahrungen nicht wirklich verarbeiten und nicht genug daraus lernen?	Lernfähigkeit; Bereitschaft, Erfahrungen zu verwerten
Chicory – Wegwarte	Ist Ihre Persönlichkeitshaltung besitzergreifend? Mischen Sie sich – bewusst oder unbewusst – überall ein?	Uneigennützigkeit, bedingungslose Liebe
Clematis – Weiße Waldrebe	Sind Sie geistig abwesend? Zeigen Sie wenig Aufmerksamkeit für das, was um Sie herum vorgeht?	Bereitschaft, sich mit der Realität auseinanderzusetzen; Kreativität
Crab Apple – Holzapfel	Fühlen Sie sich innerlich oder äußerlich beschmutzt, unrein oder infiziert? Sind Sie ein Detailkrämer?	Sinn für höhere Ordnung
Elm – Ulme	Haben Sie öfter das Gefühl, Ihrer Aufgabe oder Ihrer Verantwortung nicht gewachsen zu sein?	Selbstbewusstsein und Verantwortungsfähigkeit bei realitätsgerechter Einschätzung der eigenen Möglichkeiten

Bachblüte	Beschreibung	Wirkung
Gentian – Herbstenzian	Reagieren Sie skeptisch, zweifelnd, pessimistisch, leicht entmutigt?	Positive Erwartungshaltung, Gottvertrauen
Gorse – Stechginster	Sind Sie ohne Hoffnung? Haben Sie resigniert? Leiden Sie unter dem Gefühl „Es hat doch keinen Zweck mehr"?	Hoffnung, neuer Mut in schwierigen Lebenssituationen
Heather – Schottisches Heidekraut	Sind Sie auf sich selbst bezogen, völlig mit sich selbst beschäftigt? Brauchen Sie viel Publikum? Sind Sie „das bedürftige Kleinkind"?	Einfühlungsvermögen, Identitätsgefühl
Holly – Stechpalme	Reagieren Sie gefühlsmäßig irritiert? Fühlen Sie sich von Eifersucht, Misstrauen, Hass und Neid beherrscht?	Großherzigkeit, Liebe
Honeysuckle – Geißblatt	Weigern Sie sich bewusst oder unbewusst, bestimmte Ereignisse Ihrer Vergangenheit zu verarbeiten?	Konstruktive Vergangenheitsbetrachtung, im Hier und Jetzt leben lernen
Hornbeam – Hainbuche	Leiden Sie unter dem „Montagmorgengefühl"? Fühlen Sie sich zu schwach, um die täglichen Pflichten zu bewältigen, schaffen es dann aber doch?	Seelische Spannkraft, geistige Frische
Impatiens – Drüsentragendes Springkraut	Reagieren Sie ungeduldig und leicht gereizt? Zeigen Sie überschießende Reaktionen?	Geduld und Verständnis
Larch – Lärche	Haben Sie Minderwertigkeitsgefühle? Erwarten Sie Fehlschläge durch Mangel an Selbstvertrauen?	Selbstvertrauen, gesundes Selbstwertgefühl
Mimulus – Gefleckte Gauklerblume	Sind Sie schüchtern? Haben Sie viele kleine Ängstlichkeiten?	Tapferkeit im Alltag
Mustard – Wilder Senf	Erleben Sie tiefe Traurigkeit? Kommen und gehen bei Ihnen Perioden von Schwermut plötzlich und ohne erkennbare Ursachen?	Seelengröße, inneres Licht
Oak – Eiche	Fühlen Sie sich als niedergeschlagener und erschöpfter Kämpfer, der trotzdem tapfer weitermacht und nie aufgibt?	Kraft und Ausdauer, dabei Erkennen der eigenen Grenzen
Olive – Olive	Fühlen Sie sich körperlich und seelisch ausgelaugt und erschöpft? Ist Ihnen alles zu viel?	Seelische Stärkung, innere Regeneration
Pine – Schottische Kiefer	Machen Sie sich Vorwürfe? Leiden Sie unter unberechtigten Schuldgefühlen?	Selbstakzeptanz, Selbstrespekt

Bachblüte	Beschreibung	Wirkung
Red Chestnut – Rote Kastanie	Machen Sie sich mehr Sorgen um das Wohlergehen anderer Menschen als um das eigene? Spüren Sie zu starke Verbundenheit mit einer nahe stehenden Person?	Eigenständigkeit und Zuversicht
Rock Rose – Gelbes Sonnenröschen	Reagieren Sie innerlich panisch? Werden Sie von Terrorgefühlen überrannt?	Geistesgegenwart, Heldenmut
Rock Water – Quellwasser	Sind Sie zu hart zu sich selbst? Haben Sie zu strenge oder starre Ansichten? Unterdrücken Sie vitale Bedürfnisse wie Essen, Schlaf, Bewegung?	Flexibilität, innere Freiheit
Scleranthus – Einjähriger Knäuel	Sind Sie unschlüssig, sprunghaft, innerlich unausgeglichen? Wechseln bei Ihnen Meinungen und Stimmungen von einem Augenblick zum anderen?	Innere Balance, Entscheidungskraft
Star of Bethlehem – Doldiger Milchstern	Haben Sie eine körperliche oder seelische Erschütterung noch nicht verkraftet? Brauchen Sie „den Seelentröster"?	Feinsinnigkeit, Bereitschaft zur Erlebnisverarbeitung
Sweet Chestnut – Esskastanie	Glauben Sie, die Grenze dessen, was ein Mensch ertragen kann, sei nun erreicht? Spüren Sie innere Ausweglosigkeit?	Selbstfindung, Erkenntnis des „Willens über uns"
Vervain – Eisenkraut	Treiben Sie im Übereifer, um sich für eine gute Sache einzusetzen, Raubbau mit Ihren Kräften? Reagieren Sie missionarisch bis fanatisch?	Bewusst gelenkte Begeisterungskraft
Vine – Weinrebe	Wollen Sie unbedingt Ihren Willen durchsetzen? Haben Sie Probleme mit Macht und Autorität?	Natürliche Autorität, gesunder Ehrgeiz
Walnut – Walnuss	Fühlen Sie sich in einer Phase des inneren Neubeginns oder einschneidender Veränderung Ihrer Lebensumstände verunsichert und wankelmütig?	Unbeirrbarkeit, „der Pionier, der sich selbst treu bleibt"
Water Violet – Sumpfwasserfeder	Ziehen Sie sich innerlich zurück? Leiden Sie darunter, sich isoliert und zugleich überlegen zu fühlen?	Kommunikationsfähigkeit, Miteinandergefühl
White Chestnut – Weiße Kastanie	Kreisen bestimmte Gedanken unaufhörlich in Ihrem Kopf, die Sie nicht loswerden? Führen Sie innere Selbstgespräche und Dialoge?	geistige Ruhe, Gedankenklarheit

Bachblüte	Beschreibung	Wirkung
Wild Oat – Waldtrespe	Zersplittern Sie sich? Haben Sie unklare Zielvorstellungen? Sind Sie innerlich unzufrieden, weil Sie Ihre Lebensaufgabe nicht finden?	Zielfindung, innere Konsequenz
Wild Rose – Heckenrose	Fühlen Sie sich apathisch, teilnahmslos? Kapitulieren Sie innerlich?	Innere Motiviertheit, Lebensfreude
Willow – Gelbe Weide	Fühlen Sie sich den Umständen machtlos ausgeliefert? Sind Sie verbittert und sehen sich als „Opfer des Schicksals"?	Schicksalsannahme, Selbstverantwortung, konstruktives Denken
Rescue™	Sind Sie durch Schreck oder schockierende Erlebnisse aus dem Gleichgewicht gekommen? Leiden Sie unter innerer Spannung, weil Ihnen Aufregendes bevorsteht?	Reorientierung, wieder zu sich kommen

Dosierung

Die Anwendung der Bachblüten ist nicht schwer. Suchen Sie sich maximal fünf verschiedene Bachblüten aus. In vielen Apotheken kann man sich eine Mischung daraus zusammenstellen lassen. Davon nehmen Sie viermal täglich vier Tropfen, die Sie auf die Zunge träufeln. Zehn Minuten davor und danach sollten Sie nichts essen oder trinken. Das Fläschchen kann

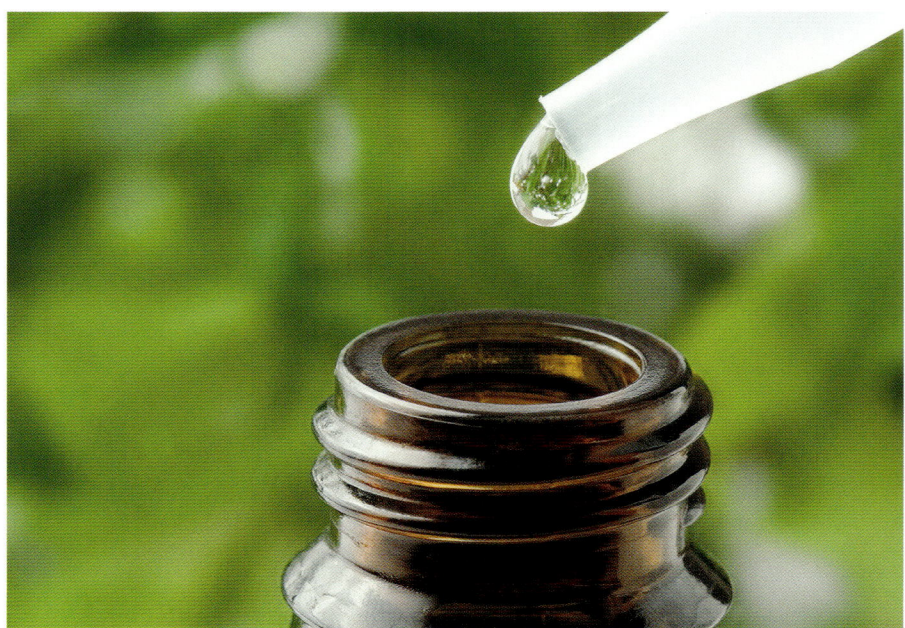

man leicht überall mit hinnehmen. Die Einnahme ist daher nicht problematisch.

Ein Einnahmefläschchen reicht für etwa drei Wochen. Danach sollte die Mischung neu überprüft und eventuell verändert werden.

Das Mittel Rescue™ besteht aus einer fertigen Mischung mehrerer Bachblüten. Dieses Mittel gibt es in Apotheken neuerdings auch in Bonbonform. Inwieweit sich die Bonbonmasse als Trägersubstanz für Bachblüten wirksam eignet, ist bislang nicht ganz geklärt.

Nebenwirkungen

Bachblüten haben bei richtiger Einnahme praktisch keinerlei Nebenwirkungen.

Bezugsquellen, Kosten

In Deutschland sind Bachblüten nicht als Arzneimittel zugelassen. Apotheken bestellen Ihnen Bachblütenessenzen problemlos aus dem Ausland.

Die Kosten für ein Essenzfläschchen betragen etwa elf bis 13 Euro. Da man für den Eigenbedarf nur weitaus geringere Mengen benötigt, ist es günstiger, sich in einer Apotheke eine Mischung aus den gewünschten maximal fünf Bachblüten herstellen zu lassen. Die Kosten hierfür betragen insgesamt etwa zehn bis zwölf Euro.

Schüßler-Salze:
Stärkung für die Nerven

Die Schüßler-Mineraltherapie arbeitet mit bestimmten Mineralien, die im Organismus der Menschen in äußerst geringen Mengen vorkommen. In der modernen ganzheitlichen Medizin gewinnt das Verständnis dieser Spurenelemente an Bedeutung.

Das Behandlungssystem mit Mineralsalzen entwickelte der Arzt Wilhelm Heinrich Schüßler (1821–1891). Er führte die unterschiedlichen körperlichen und seelischen Störungen auf einen gestörten Mineralhaushalt der Zellen zurück. Die Heilung erfolgt durch Zuführen der fehlenden Mineralien.

Die Therapie mit Schüßler-Salzen erfreut sich großer Beliebtheit, weil sie

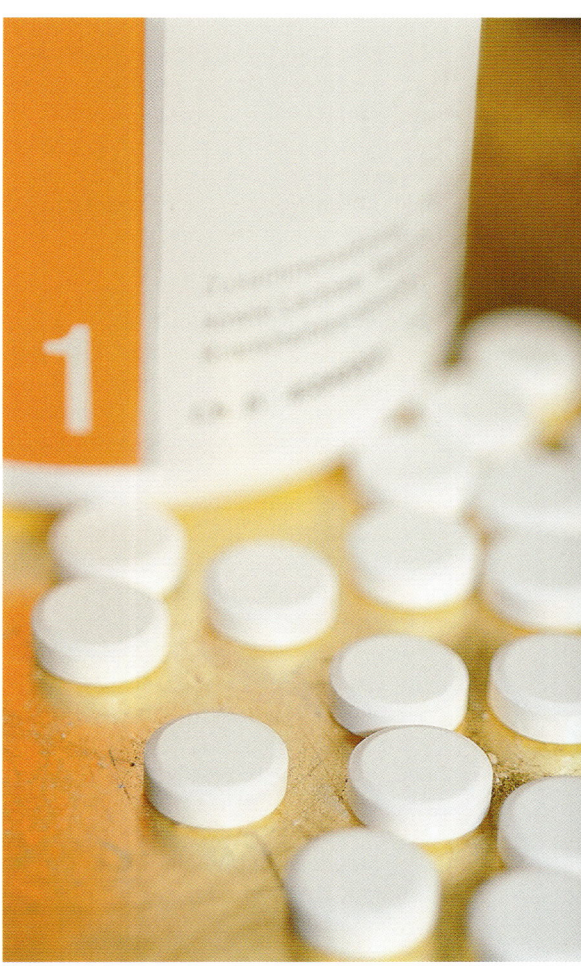

wirksam und zugleich für die Selbstanwendung geeignet ist. Sie greift nicht nur in das gesamte körperliche Geschehen ein, sondern wirkt auch auf die Psyche und den Geist, indem sie Starren, Blockaden auflöst und so heilt.

Die Herstellung der Schüßler-Salze erfolgt nach dem homöopathischen Prinzip. Doch während die Homöopathie Gleiches mit Gleichem behandelt, führt die Schüßler-Therapie dem Körper bestimmte Mineralstoffe zu und gleicht bestehende Mangelzustände so wieder aus.

Insgesamt gibt es zwölf verschiedene Schüßler-Salze und zwölf weitere, ergänzende Salze, die nach Dr. Schüßlers Lehre entwickelt worden sind. Zur Selbsthilfe für die Seele eignen sich besonders drei sogenannte Nervensalze:

Drei Schüßler-Salze für die Seele

Calcium phosphoricum (Nr. 2): Dieses Mittel wirkt allgemein stärkend auf Körper und Psyche. Man nimmt es bei depressiven Verstimmungen, nervöser Erschöpfung und Angst- oder Unruhezuständen. Auch bei unruhigem, gestörtem Schlaf, Kribbeln in den Gliedern (Ameisenlaufen) setzt man Calcium phosphoricum mit Erfolg ein.

Kalium phosphoricum (Nr. 5): Gilt als typisches Salz für Nerven und Psyche. Man wendet es bei Nervenschwäche, nervösen Erschöpfungszuständen, depressiven Störungen, Platzangst, Heimweh, Ängstlichkeit, nervöser Schlaflosigkeit, Stimmungsschwankungen, Gedächtnisschwäche und nervösen Durchfällen an.

Magnesium phosphoricum (Nr. 7): Wirkt krampflösend und schmerzstillend. Man setzt es erfolgreich bei Migräne, Neuralgien, Wadenkrämpfen, Hyperaktivität, Erregungs- und Unruhezuständen, Schlafproblemen, inneren Spannungen und nervös bedingten Verdauungsstörungen ein.

Dosierung

Im Allgemeinen nimmt man dreimal täglich ein bis zwei Tabletten ein, indem man diese langsam auf der Zunge zergehen lässt. Am besten erfolgt die Einnahme etwa eine halbe Stunde vor oder nach dem Essen.

Bei akuten Beschwerden kann man alle 30 Minuten eine Tablette nehmen. Das gilt vor allem für das Mittel Nr. 7. Bei schon seit längerer Zeit bestehenden Beschwerden sollte man die Therapie über mehrere Monate fortführen.

Nebenwirkungen

Nebenwirkungen sind bei der Therapie mit Schüßler-Salzen nicht zu befürchten. In seltenen Fällen kann es zu einer Erstverschlimmerung bestehender Leiden kommen. Sie klingt im Allgemeinen von selbst nach kurzer Zeit wieder ab.

Bezugsquellen, Kosten

Schüßler-Salze erhält man in Apotheken. Der Preis liegt bei etwa acht Euro für eine Packung mit 200 Tabletten.

Klassische Homöopathie: Das individuell richtige Mittel finden

Dies ist eins der wenigen Kapitel in diesem Buch, das Ihnen keine konkreten Mittel als Helfer für die Seele benennt. Der Grund: Die klassische Homöopathie arbeitet mit mehreren Tausend Heilmitteln, die teilweise auf ihren Entdecker, den Arzt Samuel Hahnemann (1755–1843) zurückgehen, teils aber auch erst später entwickelt worden sind.

In der klassischen Homöopathie gibt es nicht ein Mittel, das dann gegen bestimmte Symptome, wie Schlaflosigkeit oder depressive Verstimmung, hilft. Gleiche Symptome erfordern bei dieser Heilmethode die unterschiedlichsten Heilmittel. Experten sprechen von Persönlichkeitsmitteln. Sie müssen zum Gesamtbild der Persönlichkeit des Kranken passen. Je genauer ein Mittel auf diesen speziellen Menschen und seine Beschwerden zutrifft, umso größer ist die Aussicht auf Heilerfolg.

Die klassische Homöopathie heilt Krankheiten mit Mitteln, die bei Gesunden genau diese Beschwerden der Krankheit hervorrufen. Der wichtigste Grundsatz der Homöopathen lautet: Ähnliches mit Ähnlichem heilen!

Das Krankheitsverständnis der Homöopathie unterscheidet sich völlig von dem der Schulmedizin. Hahnemann lehnte es ab, Krankheit als eine meist durch Bakterien, Viren oder Kleinstorganismen verursachte Schädigung einzelner Organe anzusehen. Diese isolierte Betrachtung kritisierte er an der Schulmedizin. Stattdessen geht er von einem Krankheitsbegriff aus, der den ganzen Menschen als eine Einheit von Körper, Seele und Geist sieht. Gesundheitsstörungen treten dann auf, wenn das Gleichgewicht der Lebensenergien gestört ist. Krankheit ist aus homöopathischer Sicht

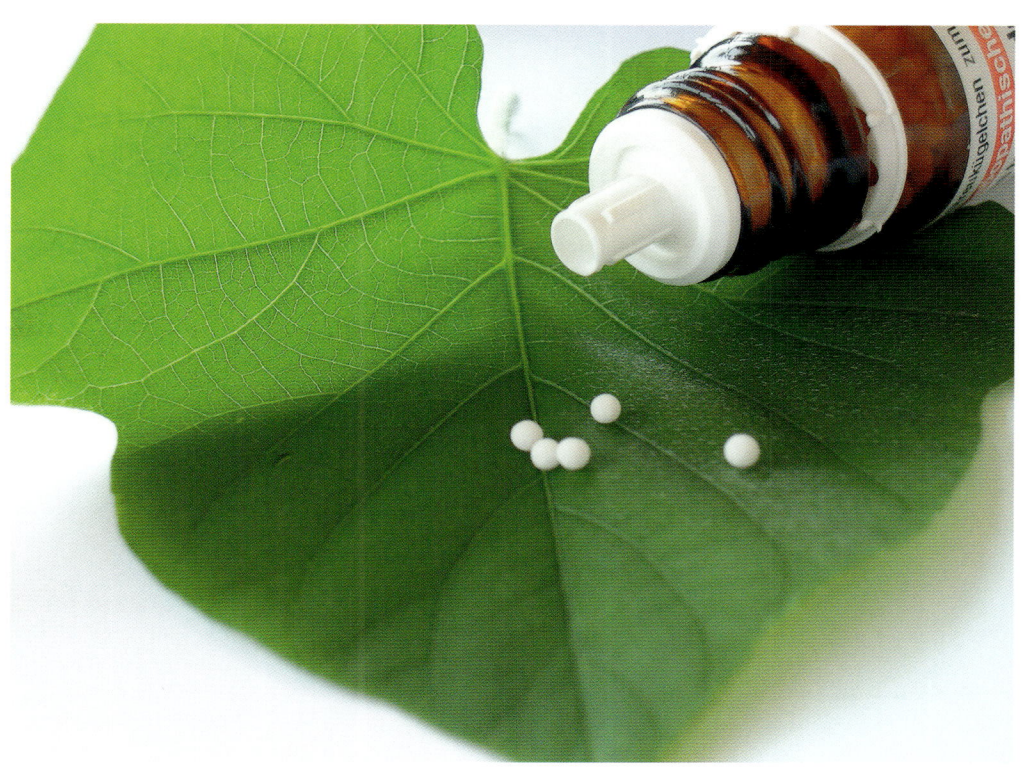

gestörte Lebensenergie. Die Beschwerden, unter denen der Kranke leidet, sind Signale seines Körpers und seiner Seele. Diese Signale gilt es, richtig zu lesen und zu verstehen. Je besser ihm das gelingt, umso sicherer kann er das jeweils passende Heilmittel aussuchen.

In der Homöopathie heilt ein Mittel genau die Beschwerden, die es bei einem gesunden Menschen hervorruft. Dazu ein Beispiel: Jeder kennt die Erfahrung, dass die Augen tränen und die Nase läuft, wenn man eine frische Zwiebel schneidet. Das also sind die Beschwerden, die die Küchenzwiebel bei Gesunden hervorruft. Nach den Erkenntnissen der Homöopathie eignet sich die Küchenzwiebel deshalb zur Behandlung von Fließschnupfen, Niesreiz und tränenden Augen.

Als Hahnemann seine Entdeckung zum Behandlungssystem entwickelte, testete er zunächst viele Mittel im Selbstversuch. Zum Beispiel nahm er zweimal täglich Chinarinde, das damals übliche Mittel gegen Malaria. Hahnemann, der ja völlig gesund war, litt nach Einnahme dieses Malariamittels Chinarinde unter den Beschwerden genau dieser Krankheit.

Potenzierte Heilmittel

Die unterschiedlichen homöopathischen Mittel werden in verschiedenen „Stärken" oder Potenzierungen hergestellt. Um eine Potenzierung zu gewinnen, verdünnt man einen Tropfen einer Urtinktur mit 99 Tropfen Alkohol und vermischt sie mit 100 Schüttelschlägen. Fertig ist die erste Potenz. Nimmt man nun davon einen Tropfen, vermischt und schüttelt ihn erneut mit 100 Tropfen Alkohol, so erhält man die zweite Potenz.

Je stärker man ein Mittel potenziert, umso weniger enthält es von der ursprünglichen Substanz. Das Erstaunliche ist: Je stärker man potenziert, umso stärker wirkt das Mittel. Man hat das in Versuchen nachweisen können. Die heute gängige Erklärung der klassischen Homöopathen lautet: Durch das Potenzieren gehen wichtige Heilinformationen der Ursubstanz auf das hergestellte Mittel über. So übertragen sich die Heileigenschaften aus dem ursprünglichen Mittel verstärkt oder „dynamisiert" auf die hergestellte Medizin. Von hochpotenzierten Heilmitteln genügen oft schon wenige Tropfen oder Globuli, um einen entscheidenden Erfolg zu erreichen.

Wenn Sie keine Ärzte oder Heilpraktiker kennen, die mit der klassischen Homöopathie arbeiten, fragen Sie in Ihrem Bekanntenkreis. Vielleicht gibt es dort jemanden, der schon Erfahrungen mit dieser Methode gemacht hat und Ihnen die Adresse von guten Homöopathie-Behandlern nennen kann. Jeder findet den Heiler, der zu ihm passt. Nur: Manchmal dauert die Suche eine Weile.

Aminas und Inkakost: Südamerikas Geheimrezept für das seelische Gleichgewicht

In diesem Kapitel begegnet Ihnen Aminas, ein Nahrungsergänzungsmittel, das es in sich hat. Außerdem erfahren Sie darin alles Wichtige über eine Methode, wie Sie mit geringfügigen Veränderungen Ihrer Ernährung, durch die Inkakost, Ihrer Seele und Ihrem Körper einen ungeahnten Kräfteschub geben können. Denn beide Methoden sind wie kaum ein anderes Mittel in der Lage, die Serotoninspeicher im Körper und vor allem im Gehirn aufzufüllen. Obwohl Aminas, das hier beschriebene Mittel, erst seit kurzer Zeit auf dem Markt ist, lässt sich schon jetzt sagen, dass seine Wirkungen auf Körper, Geist und Seele beachtlich sind. Dieses Mittel scheint imstande zu sein, alle Müdigkeit aus der Seele wegzublasen und sie durch Frische im Denken und Fühlen und in der körperlichen Aktivität zu ersetzen. Was es wirklich alles für die Gesundheit zu leisten vermag, ist im gegenwärtigen Zeitpunkt noch nicht voll einschätzbar. Fest steht nur: Das Mittel wirkt, ebenso wie die Inkakost, so überzeugend, dass ich mich jetzt schon entschlossen habe, alles, was ich darüber weiß, unseren Leserinnen und Lesern mitzuteilen, damit sie selbst ihre Erfahrungen sammeln können.

Was ist Aminas?

Der Erfinder und Hersteller der Aminas-Vitalkost Rolf Ehlers ist überzeugt, den Weg gefunden zu haben, wie man über schlichte Nahrung die jederzeitige Verfügbarkeit des wichtigen Steuerstoffes im menschlichen Körper herstellen kann:

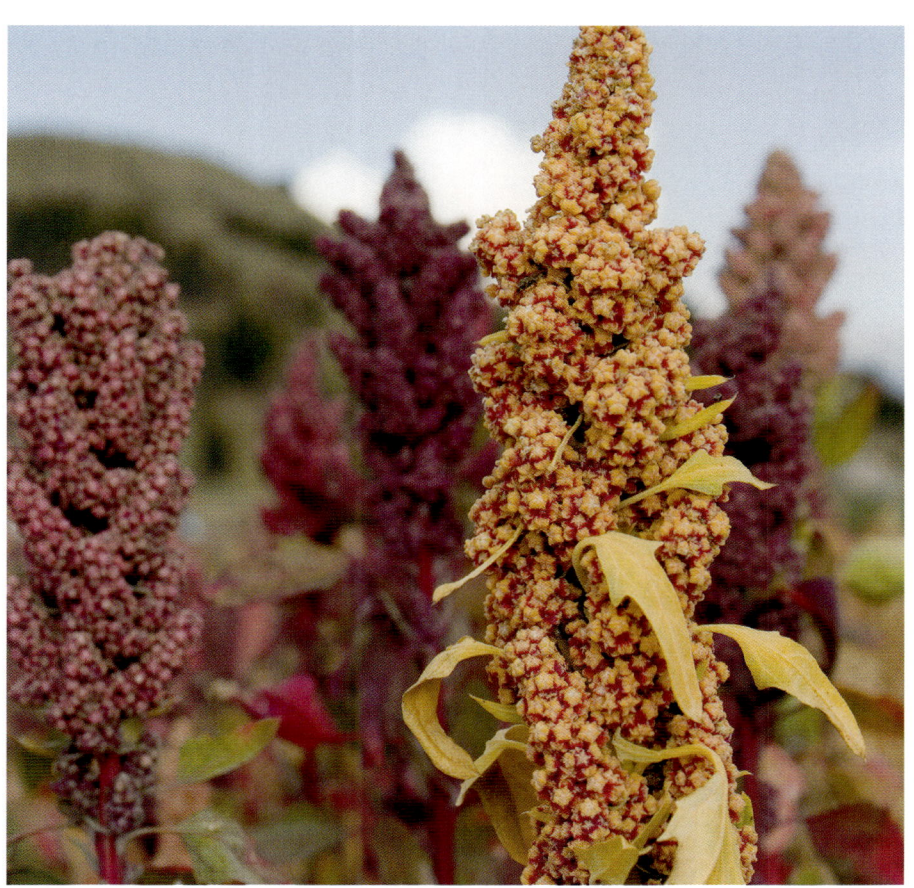

Das Neurohormon Serotonin, auch Wohlfühlhormon, Anti-Stress-Hormon und Sozialhormon genannt. Er geht davon aus, dass die Menschen heute infolge falscher Ernährung unter einer schweren Unterversorgung mit pflanzlichen Enzymen leiden, die sie dringend für die Unterstützung der Arbeit ihrer körpereigenen Enzyme brauchen.

Aminas ist verwandt mit der Inkakost, die den Einwohnern Südamerikas jahrhundertelang als Hauptnahrungsquelle gedient hat. Pflanzenstoffe sind darin enthalten, die den Inkas heilig waren. Es müssen besondere Pflanzen gewesen sein, in denen man göttliche Eigenschaften und Kräfte erkannte. Sie stehen uns noch heute zur Verfügung, werden in Südamerika von der einheimischen Bevölkerung sogar wieder verstärkt (biologisch) angebaut und unter fairen Handelsaufsichts- und Handelskontrollbedingungen nach Europa exportiert.

Ein Grundbestandteil von Aminas ist Quinoa, das „Korn der Inkas", eine der ältesten Kulturpflanzen der Menschheit überhaupt. Sie dient den Ureinwohnern der südamerikanischen Anden schon seit mehr als 6000 Jahren als wichtige Nahrungsgrundlage. Verwendet werden in erster Linie die Samenkörner der bis zu zwei Meter hohen einjährigen Pflanze. Die Pflanze gedeiht in Südamerika auch in rauen Höhenlagen bis über 4000 Meter, wo man Gerste und Mais längst nicht mehr anbauen kann. Extreme Witterungsbedingungen, intensive Sonneneinstrahlung verkraftet die Pflanze ebenso mühelos wie leichte Nachtfröste. Die wiederentdeckte Kulturpflanze der Andenländer hat einen hohen ernährungsphysiologischen Wert. Sie ist als Nahrungsmittel nicht nur wegen ihres wertvollen Eiweißgehalts geschätzt, sondern vor allem, weil sie reich an den lebenswichtigen Aminosäuren Lysin, dem für die Serotoninherstellung entscheidenden Tryptophan und Cystin ist. Die kleinen gelblichen Körner sind in Wahrheit kein Getreide, sondern ein Reismeldegewächs, das eher mit Spinat, Mangold und Roter Bete verwandt ist und kein Gluten enthält.

Die Inkas schrieben den Samenkörnern magische Kräfte zu und benutzten sie zu kultischen Handlungen. Sie sollen mithilfe dieser Pflanze überlebt haben, als sie von den spanischen Eroberern durch hohe Getreideabgaben arg bedrängt wurden.

Ein weiterer Grundbestandteil der Aminas-Vitalkost ebenso wie der Inkakost ist Amaranth, das „Gold der Inkas", eine getreideähnliche Pflanze, die zu den Fuchsschwanzgewächsen zählt. Wie Höhlenfunde in Mexiko belegen, gehört sie zu den ältesten, von Menschen angebauten Pflanzen. Sie bildet zahlreiche winzige gelbliche Samenkügelchen, die eine außerordentlich günstige Nährstoffzusammensetzung für die menschliche Ernährung haben. Das Amarantheiweiß hat höchsten biologischen Wert. Im Vergleich zu den Getreidearten enthält Amaranth ein Vielfaches an wichtigen Mineralstoffen. Die Samenkörner enthalten fast ausschließlich Öl aus ungesättigten Fettsäuren, die für unsere Ernährung als Gefäßschutz und Radikalenfänger von großer Bedeutung sind.

Der dritte Grundbestandteil in dem Nahrungsergänzungsmittel Aminas ist das Mehl der Knolle Topinambur. Die Pflanze stammt ursprünglich aus Kanada und ist mit der Sonnenblume verwandt.

Sie enthält viel von der unverdaulichen Stärke Inulin. Bei allen drei in Aminas enthaltenen Pflanzen soll der Effekt einer Steigerung des Serotoninspiegels im Gehirn ungefähr gleich hoch sein. In der Inkakost ist Topinambur nicht enthalten.

Anwendungsgebiete

Wenn Sie häufig unter schlechter Laune, quälendem Hunger, Müdigkeit, Wetterfühligkeit, Schmerzempfindlichkeit, Konzentrationsschwierigkeiten, Vergesslichkeit, Schlafstörungen, Nervosität, Unsicherheit, Intoleranz, Aggressivität, Angststörungen, Stresserscheinungen, Hyperaktivität, Dauerkopfschmerz oder depressiven Verstimmungen leiden, so könnten Aminas oder die Inkakost für Sie das Mittel der Wahl sein.

Eher „zufällig" bin ich bei den Recherchen zu diesem Buch auf Aminas gestoßen. In der Folgezeit konnte ich die Inkakost entwickeln und erste, sehr positive Erfahrungen mit ihrer Anwendung sammeln. Zwischen Aminas und der Inkakost gibt es Parallelen. Deshalb sind auch die Erfahrungen miteinander vergleichbar.

Wirkungsweise

Das Geheimnis von Aminas liegt in einer besonders fein gemahlenen Rohkost, die reich an den energetisch sehr hochwertigen Pflanzen Quinoa und Amaranth und dem Knollengemüse Topinambur ist. Von der getrockneten und gemahlenen Pflanzennahrung isst man ein bis zwei Esslöffel auf nüchternen Magen. Dazu trinkt man reichlich Wasser. Die feinen Faserstoffe bilden so eine wässrige Lösung, die der Magenpförtner ungehindert in den Dünndarm durchlässt. In dem basischen Milieu des Dünndarms verteilt sich diese Flüssigkeit schnell über die ganze Fläche der Dünndarmschleimhaut, die mehr als die Größe eines Tennisplatzes hat. So landen die Inhaltsstoffe schnell in der Blutbahn. Die Kohlenhydrate locken das Transporthormon Insulin hervor, das nun die frisch angekommenen Aminosäuren in die Zellen der Muskeln befördert, wo sie schnell und reichlich zur Verfügung stehen. Nur das L-Tryptophan geht einen anderen Weg, denn es wird im Stammhirn zum Aufbau des zentralen Botenstoffes Serotonin benötigt.

Dadurch, dass durch den Verzehr der Aminas-Mischung alle anderen Aminosäuren, die den gleichen Transportweg benutzen, schnell ihr Ziel in den Muskelzellen erreichen, scheiden sie als Konkurrenten für das L-Tryptophan an den Transportschleusen zum Gehirn aus. Das L-Tryptophan kann die Schranke zur Gehirnflüssigkeit überwinden und steht dort in größerer Menge für den Aufbau von Serotonin zur Verfügung. Das Serotonin erfüllt nun seine umfangreichen Aufgaben als „Dirigent im Konzert der Hormone" rund 21 Stunden lang. Solange nämlich hält seine Wirkungsspanne vor. In dieser Zeit sorgt es dafür, dass wir uns wohlfühlen.

Als „Hormon der Besonnenheit" oder als „Sozialhormon" sorgt Serotonin für eine optimale körperliche, geistige und seelische Belastbarkeit, Freiheit von Hunger, Kontrolle über Wachheit und Konzentration, Minderung des Temperatur- und Schmerzempfindens, für gutes Gedächtnis und Lernfähigkeit, psychische Stabilität und Besonnenheit gepaart mit Toleranz, Sicherheit und Mut. Zugleich sorgt es für die Fähigkeit guten und erholsamen Schlafs. Kein Wunder, dass man vom „Wohlfühlhormon" spricht. Denn es vertreibt die Schwermut und weckt Lebensfreude.

Selbst das lebenswichtige Schlafhormon Melatonin baut sich aus dem ständig benötigten Serotonin auf. In früheren Zeiten war das kein Problem, weil bei der Ernährungsweise unserer Vorfahren genügend davon zur Verfügung stand. Heute ist das anders. Der Stress, mit dem unser modernes Leben verbunden ist, braucht viel Serotonin auf. Bei Fast Food und gekochter Zivilisationskost steht nicht mehr genügend Serotonin zur Verfügung. So kommt es vor allem in der dunklen Jahreszeit zu Mangelerscheinungen in Form von Winterdepressionen und Schlaflosigkeit.

Seit die Menschen das Feuer beherrschen, sind sie dazu übergegangen, ihre Nahrung gekocht und gebraten zu essen. Ihre ursprüngliche, weit serotoninfreundlichere Ernährungsweise geriet in Vergessenheit. Sie bestand exakt darin, fein zerkleinerte Pflanzenfasern auf leeren Magen zu essen. Aminas belebt diese Methode neu und offenbar mit beachtlichem Erfolg.

Erste Erfahrungsberichte

Aminas ist erst seit kurzer Zeit auf dem Markt. Einer der ersten, die die Bedeutung dieses Nahrungsergänzungsmittels für die körperliche, geistige und seelische Gesundheit der Menschen erkannten, war der ganzheitliche Arzt und Psychotherapeut Dr. Ruediger Dahlke. Er beschreibt seine eigenen Erfahrungen mit diesem Mittel: „Auf diesem Weg bin ich Anfang letzten Jahres auf ein ganz erstaunliches Phänomen gestoßen, wie wir uns nämlich mit einer obendrein noch sehr gesunden und verblüffend bekömmlichen Ernährungsform essend in bessere Stimmung bringen können. Inzwischen bin ich mir der Erfolge damit am eigenen Leib, aber auch mit vielen Patienten und Kursteilnehmern so sicher, dass ich ... diese Erfahrungen hier in aller Breite vorstellen will." Dahlke ist sich dabei selbst im Klaren, dass er in seiner Begeisterung leicht als „Werbeveranstalter" missverstanden werden kann. Er betont deshalb, dass er mit dem Verkauf dieses Produkts nichts zu tun hat und es lediglich aufgrund seiner eigenen sehr positiven Erfahrungen empfiehlt: „Meine Erfahrungen mit dieser Methode sind aber so positiv, dass ich sie möglichst vielen Menschen zugängig machen will", schreibt er.[43]

Dr. Dahlke berichtet über die Anwendung von Aminas: „Serotonin ist das einzige Neurohormon, das das Aufschaukeln der Stresshormone Cortisol, Adrenalin und Noradrenalin zur gefürchteten ‚Stresskaskade' verhindern bzw. beenden kann. Selbst habe ich es am eignen Leib bemerkt, als ich mich bei einem eher anstrengenden Bergwander-Fasten-Seminar im letzten Frühling ziemlich beansprucht fühlte. Ich ‚aß' daraufhin die Vitalkost zweimal täglich, indem ich sie in die dünne Kohl-Fasten-Suppe einrührte (kalorisch ist das zu vernachlässigen). Den Rest des Seminars über fühlte ich mich – vergleichsweise – ‚zum Bäume ausreißen'."

Die Inkakost – Power aus frisch gemahlenen Samenkörnern

Ich selbst teile Ruediger Dahlkes Begeisterung, obwohl ich über keine unmittelbare Erfahrung mit dem Produkt Aminas verfüge, sondern eine eigene, doch offensichtlich in gleicher Weise wirksame Methode gefunden habe, mit der sich auf dem Weg über die Ernährung reichlich Serotonin im Körper herstellen lässt. Ich rühre mir morgens ungefähr zwei Esslöffel fein gemahlener Samenkörner gemischt aus Amaranth und Quinoa ins Müsli und trinke mehrere Gläser Wasser direkt nach der Mahlzeit. Die Wirkung ist offenbar die gleiche, wie sie über Aminas berichtet wird. Ich fühle mich geistig und körperlich schon nach etwa einer Stunde sehr frisch. Meine Stimmung ist ausgezeichnet und ich bin hellwach. Mein Schlaf ist tiefer als er in Stresszeiten sonst manchmal war. So fühle ich mich am Morgen gut ausgeruht und voll Schaffenskraft.

In unserem Arbeitskreis: gesund leben, der sich mit der Erforschung alter und neuer Heilmethoden aus der Volksheilkunde und der Alternativmedizin befasst, haben wir aufgrund meiner eigenen sehr positiven Erfahrungen damit begonnen, die „Inkaernährung" genauer zu testen. Erste Heilungsberichte liegen inzwischen vor:

Beispiel 1: Eine 45-jährige Frau litt seit Längerem unter nervösen Spannungszuständen, Unruhe und Stresserscheinungen. Sie berichtet: „Seit sechs Wochen esse ich morgens regelmäßig ‚Inkakost' aus frisch gemahlenem Amaranth und Quinoa als Müsli zum Frühstück. Sofort im Anschluss an diese Mahlzeit trinke ich mehrere Gläser Wasser. Schon am ersten Tag fiel mir auf, dass ich mich den ganzen Vormittag über frischer und leistungsfähiger fühlte als sonst. Dieser Eindruck hat sich inzwischen deutlich verstärkt. Ich bin optimistischer und fröhlicher als in den Monaten davor und fühle mich auch nach der Arbeit viel weniger erschöpft und gestresst."

Beispiel 2: Ein 55-jähriger Lehrer litt seit Jahren unter Schlaflosigkeit und dem Gefühl, aufgebraucht und ausgebrannt zu sein. Seit er zum Frühstück Inkakost aus frisch gemahlenem Amaranth und Quinoa isst, fühlt er sich deutlich wohler. Er berichtet: „Ich schlafe wieder besser und fühle mich morgens gut ausgeruht. Es ist nicht mehr so, dass jeder neue Tag wie ein unüberwindbarer Berg vor mir liegt. Ich bin auch geistig beweglicher geworden, reagiere schlagfertiger, mit Humor und Ideen. Das bekommt meinem Unterricht und dem Kontakt zu den Schülern recht gut und gibt mir selbst wieder Freude an meinem Beruf."

Natürlich genügen diese ersten Erfahrungen nicht, um Aussagen über die ganze Wirkungsvielfalt der Inkakost zu ermöglichen. Aber sie sind so vielversprechend, dass es sich auf jeden Fall lohnt, „am Ball zu bleiben" und mit systematischen Untersuchungen zu beginnen.

Wieder einmal scheint der alte Satz des Hippokrates (460–370 v. Chr.) „Lasst unsere Medizin unsere Nahrung sein und unsere Nahrung unsere Medizin" seine Bestätigung zu finden. Die römischen Legionäre mit ihrer Gewohnheit, sich von Frischkornbrei aus gemahlenem Getreide zu ernähren, lagen mit dieser Ernährungsweise offenbar auch nicht ganz daneben. Denn sie sind nicht gerade als „Schlaffis" in die Geschichte der Völker eingegangen.

Dosierung von Aminas

Zwei gestrichene Esslöffel Aminas (ca. 15 g) gehören zu einem Frühstück. Direkt danach sollte man ausreichend Flüssigkeit trinken. Eine Mahlzeit mit Aminas-Vitalkost® kann man in ein Glas Wasser, Milch oder Saft, in einen Becher Joghurt oder in eine Portion Müsli einrühren, ruhig auch mit ein paar Früchten.

Im Ergebnis soll das Aminas-Frühstück aber eine kleine Mahlzeit bleiben, damit es seine volle Wirkung entfalten kann. Die Wirkung ist umso intensiver, je weniger diese Spezialkost mit anderer Nahrung vermengt wird.

Aminas kann auch unbedenklich bis höchstens 40 Grad erwärmt oder als Bestandteil einer Suppe gegessen werden. Nur kochen darf man es nicht. Sonst werden wertvolle Inhaltsstoffe zerstört und der schnelle Durchgang durch das Verdauungssystem ist nicht gewährleistet.

Aminas gibt es in vier verschiedenen Geschmacksrichtungen (süß, fruchtig-süß, neutral, „grün"). Alle vier Sorten enthalten fein gemahlene Samenkörner von Amaranth und Quinoa. Außerdem ist als Grundbestandteil das Mehl der mit der Sonnenblume verwandten Pflanze Topinambur enthalten. Dazu kommen für jede Sorte typische Inhaltsstoffe, welche die Geschmacksrichtung bestimmen.

Dosierung der Inkakost

Wenn Sie statt Aminas lieber die Inkafrischkost aus selbst gemahlenem Amaranth und Quinoa verwenden möchten, so gelten für die Anwendung im Wesentlichen die gleichen Regeln wie für Aminas.

Falls Sie zu Hause eine Getreidemühle haben:
- Mischen Sie Amaranth und Quinoa zu gleichen Teilen gut durch.
- Mahlen Sie jeden Morgen so viel von dieser Mischung, wie Sie für eine Mahlzeit benötigen, nämlich ungefähr zwei Esslöffel voll.
- Bereiten Sie daraus Ihr Müsli wie gewohnt zu: mit Rosinen, geschnittener Banane oder anderen Früchten, die Ihnen je nach Jahreszeit zur Verfügung stehen.
- Fügen Sie etwas Milch oder Wasser hinzu. Fertig ist Ihr Inkapowerfrühstück.
- Trinken Sie mindestens zwei Gläser Wasser möglichst sofort nach dieser Mahlzeit. So können die in den Samenkörnern enthaltenen Wirkstoffe im Dünndarm besonders gut ausgewertet werden.

Falls Ihnen zu Hause keine Getreidemühle zur Verfügung steht, können Sie sich die Amaranth-Quinoa-Mischung beim Kauf in einem Reformhaus mahlen lassen. Die Mischung sollte dann aber in den folgenden Tagen verbraucht werden, damit sie nicht oxydiert oder durch zu langes Lagern an Wirkung verliert.

Nebenwirkungen

Wenn Sie bisher wenig fein gemahlene Rohkost gegessen haben, kann es zu Beginn der Anwendung von Aminas oder der Inkakost mitunter zu leichtem Durchfall kommen. Der Darm reagiert in seltenen Fällen auf die ungewohnte Kost. Doch schon nach wenigen Tagen stellt sich ein normaler, leichter Stuhlgang ein. Auf längere Sicht eignet sich diese Kost wegen der reichlich darin enthaltenen Ballaststoffe und pflanzlichen Zellstrukturen sehr gut zur Gesundung des Dünndarms und zur Normalisierung des Stuhlgangs.

Bezugsquellen, Kosten

Die Aminas-Vitalkost können Sie derzeit nur bei einzelnen Firmen bestellen (Bezugsquellen siehe Anhang).

Die Bestandteile der Inkakost, Amaranth und Quinoa, erhalten Sie in Reformhäusern und vielfach auch in Kaufhäusern. Die Kosten für eine 500-g-Packung liegen jeweils zwischen zwei und drei Euro. Mit einer Packung Quinoa und Amaranth kommt man ungefähr zwei Monate aus.

Änderungen des Alltags bei seelischen Störungen

Depressive Störungen sind in den meisten Fällen Signale, dass irgendetwas im Leben der Betroffenen nicht stimmt. Am besten ist, in sich hineinzuhorchen und zu verstehen, was diese Signale sagen wollen. Dazu gehört zunächst einmal, die Depression als Krankheitserscheinung anzuerkennen, der man nicht hilflos ausgeliefert ist. Man kann selbst erfolgreich etwas dagegen tun. Die Möglichkeit, me-

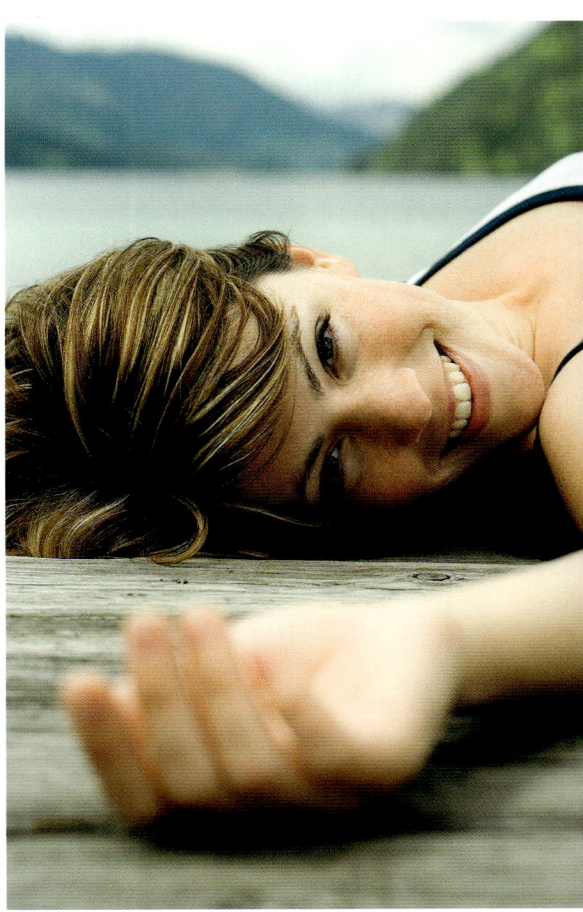

dikamentöse Hilfe in Anspruch zu nehmen, ist zusätzlich jederzeit gegeben. Sie sollte man nicht aus dem Blickfeld verlieren. Doch wenn Sie wirklich den Wunsch haben, sich selbst zu helfen, geht es darum, zunächst einmal die eigenen Möglichkeiten auszuschöpfen, um die seelische Balance wiederherzustellen.

Ganz gleich, ob Sie unter Depressionen, Schlafstörungen, nervöser Erschöpfung oder Burn-out leiden: außer den bisher beschriebenen Mitteln können die folgenden Tipps Ihnen helfen, wieder ins seelische Gleichgewicht zu kommen. Dazu sind häufig Änderungen in der Lebensführung nötig.

Eine Auszeit nehmen

Wenn es irgendwie möglich ist: Gönnen Sie sich eine Auszeit. Denken Sie in dieser Zeit über Ihr Leben nach: Was überfordert Sie? Worunter leiden Sie in Ihrer konkreten Lebenssituation? Nehmen Sie sich Zeit für sich ganz allein. Sprechen Sie mit eng vertrauten Menschen über das, was Sie bedrückt, mit guten Freunden oder Ihrem Partner.

Gönnen Sie sich genügend Ruhepausen, eine Zeit der Besinnung. Fragen Sie sich in dieser Zeit, wodurch negative Gefühle in Ihrem beruflichen oder privaten Leben ausgelöst wurden. Legen Sie Ballast an lästigen Verpflichtungen und Kontakten ab, die Ihnen nichts bringen. Versuchen Sie dennoch, den Kontakt zu wirklich guten Freunden und zu Ihnen persönlich nahe stehenden Menschen zu halten.

Keine wichtigen Entscheidungen treffen

Solange Sie sich in einer seelischen Krise befinden, ist es gut, keine wichtigen Entscheidungen zu treffen. Verschieben Sie Wechsel der Arbeitsstelle, Umzug, Trennungen und ähnliche Veränderungen auf eine Zeit, in der Sie die Krankheit überwunden haben. Etwas anderes kann gelten, wenn Sie ganz sicher sind, durch eine solche Veränderung die Ursache Ihrer Krise beheben zu können.

Nein sagen lernen

Üben Sie, auch mal Nein sagen zu können. Wenn Sie es allen Menschen in Ihrer Umgebung recht machen wollen, setzen Sie sich nur unnötig unter Stress. Dauerstress aber macht krank.

Gelassenheit gibt Kraft

Lassen Sie auch einmal „Fünfe gerade sein". Nehmen Sie die Dinge nicht zu genau. Denken Sie lieber mal an sich selbst und haben Sie Geduld mit sich und den anderen. Eine Portion gesunder Egoismus kann hilfreich für Sie sein.

Mut zur Langsamkeit

Vermeiden Sie Überforderung und Hektik. Beginnen Sie nicht zu Vieles auf einmal, was Sie dann nicht zu Ende bringen können. Besser ist, wenige Tätigkeiten so zu erledigen, dass Sie mit dem Ergebnis zufrieden sind.

Bewegung an frischer Luft

Ein Spaziergang an der frischen Luft, selbst für kurze Zeit, hebt die Stimmung deutlich, wie Experten herausgefunden haben. Halten Sie an Ihren gewohnten sportlichen Tätigkeiten fest. Treffen Sie sich mit Freunden zu gemeinsamen sportlichen Aktivitäten.

Spaziergänge an der frischen Luft heben die Stimmung besonders dann, wenn Sie die helle Mittagszeit dafür nutzen. Dabei kommt es nicht einmal auf die Dauer an. Experten haben herausgefunden, dass Bewegung an frischer Luft schon nach kurzer Zeit das Stimmungsbarometer steigen lässt. Wenn Sie regelmäßig Sport treiben, Rad fahren oder Schwimmen, nutzen Sie die Chancen am besten, nicht nur etwas für Ihren Körper, sondern auch für Ihre Seele zu tun.

Stimmungsaufhellende Ernährung

Depressive Menschen leiden oft (aber nicht immer) unter Appetitmangel. Trifft das für Sie zu, so sollten Sie alles essen, worauf Sie Appetit haben. Wichtig sind vor allem Kohlenhydrate wie Nudeln, Reis, Kartoffeln, Vollkornbrot und Müsli aus Vollkorngetreide. Beinahe sofort spürbar bringen ein bis zwei Esslöffel Quinoa und Amaranth, frisch gemahlen ins Frühstücksmüsli gestreut, die Stimmung in Hochform (siehe Abschnitt „Aminas und Inkakost", Seite 82). Diese Speisen sorgen ebenso wie Bananen und Früchte überhaupt dafür, dass verstärkt Tryptophan ins Gehirn gelangt und dort zu einem Anstieg des Glückshormons Serotonin führt.

Essen Sie möglichst fünf Portionen Obst pro Tag, wenig Fleisch und wenig tierische Fette, stattdessen viel frisches Gemüse und öfter Seefisch. Trinken Sie eineinhalb bis zwei Liter Wasser oder Kräutertee pro Tag, um Ihren Körper zu entgiften.

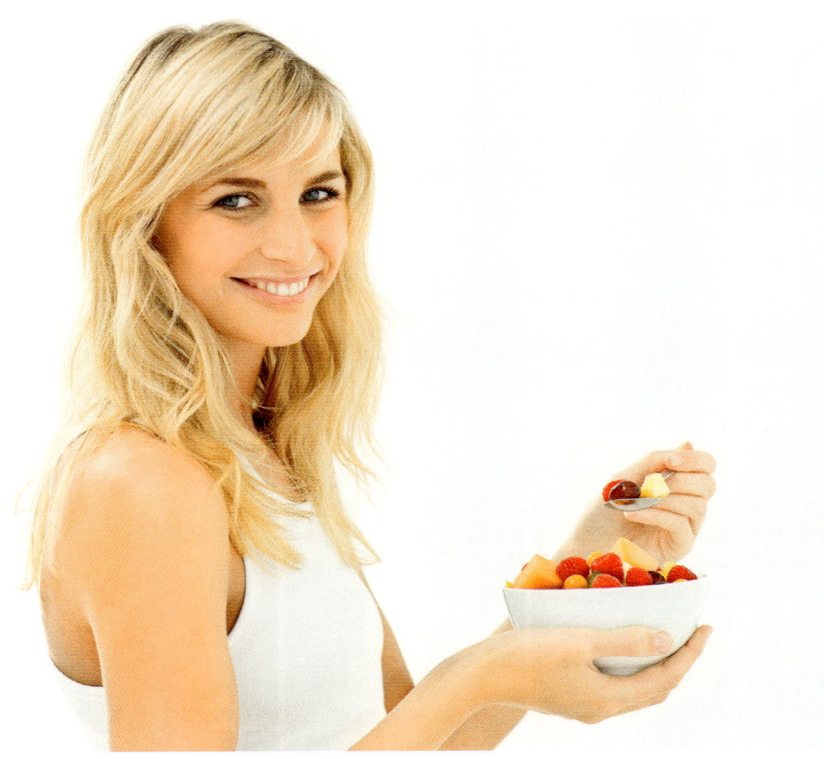

Geduld mit sich selbst haben

Wenn Ihre Seele leidet, denken Sie jetzt erst einmal an sich selbst. Haben Sie Geduld mit sich, dass Ihnen Entscheidungen jetzt nicht so flott von der Hand gehen. Sie können es ohnehin nicht allen Menschen recht machen. Beginnen Sie also nicht zu viele Arbeiten auf einmal. Sonst geraten Sie schnell in Hektik und überfordern sich. Stress ist das, was Sie jetzt am wenigsten gebrauchen können. Erledigen Sie lieber weniger Arbeiten so, dass Sie mit dem Ergebnis zufrieden sein können.

Falsche Seelentröster meiden

Vorsicht vor Alkohol als Seelentröster. Viele Menschen versuchen, Depressionen, Schlafstörungen, Unruhe und Angst mit Alkohol in den Griff zu bekommen. Für kurze Zeit gelingt das manchmal. Doch dieses Spiel ist gefährlich. Alkohol ist geliehene Lebensfreude. Man muss sie teuer zurückzahlen. Er löst die Probleme zwar kurzfristig. Aber man braucht immer höhere Dosierungen, um die gewünschte Wirkung zu erzielen. Der Weg in die Sucht ist vorprogrammiert. Sie verstärkt die Depression noch und kann zu verhängnisvollen gesundheitlichen und sozialen Folgen führen.

Den Tageslauf strukturiert planen

Wer unter depressiven Störungen leidet, hat häufig Schwierigkeiten, die jeden Tag anstehenden Aufgaben zu erledigen. Die Depression lähmt. Deshalb ist es gut, den Tagesablauf zu planen. Am besten schreiben Sie die Tätigkeiten auf, die am nächsten Tag erledigt werden müssen. Schaffen Sie nicht alles, was auf Ihrer Liste steht, so übernehmen Sie alle unerledigten Tätigkeiten in das Programm für den darauffolgenden Tag. Dort haben sie Vorrang vor allen neu hinzukommenden Aufgaben.

Sich glücklich denken

Wir sind das, was wir den ganzen Tag lang denken. Angenehme Gedanken stärken die Selbstheilungskräfte. Das ist wissenschaftlich erwiesen. Forscher an der Universität Texas fanden in einer Langzeitstudie heraus, dass bei älteren Menschen mit einer positiven Lebenseinstellung deutlich seltener Zeichen von Gebrechlichkeit auftreten.

Positiv denken bedeutet nicht, alle negativen Gefühle und Gedanken zu verdrängen. Vielmehr geht es darum, negative Denkmuster abzubauen und sie durch positive zu ersetzen. Streichen Sie negative Glaubenssätze wie „Mir gelingt selten etwas" aus Ihrem Leben. Formulieren Sie sie in positive Sätze um. Hier sind ein paar Beispiele:

- Niemandem gelingt alles beim ersten Anlauf. Erfolg braucht Geduld. Ich habe Geduld. Ich bin erfolgreich.
- Ich höre gern und aufmerksam zu. Die Menschen um mich wissen dies zu schätzen. Die Menschen schätzen mich.
- Ich glaube fest an mich.

Immer, wenn Sie sich dabei ertappen, dass ein negativer Glaubenssatz von Ihnen Besitz ergreifen will, sagen Sie: Stopp! Ersetzen Sie ihn durch einen positiv formulierten Satz. Mit der Zeit wird Ihnen dies immer besser gelingen, wenn Sie erst einmal den Anfang gemacht haben. Der erste große Erfolg liegt darin, überhaupt zu bemerken, dass Sie soeben einen negativen Glaubenssatz gedacht haben. Ertappen Sie sich dabei, so ist es nur noch eine Frage der Zeit, bis Ihnen das Umdenken gelingt. Sie werden schnell sehen, wie viel an Kraft Sie aus dieser Art zu denken gewinnen. Diese Kraft hilft nicht nur Ihnen selbst, sondern Sie strahlen sie auf andere Menschen aus, und die geben Sie Ihnen reichlich zurück.

Lachen als Medizin

Lachen ist Medizin. Das wissen wir alle. Doch wir tun es zu wenig. Während Kinder noch sehr gern und viel lachen, geschieht dies bei Erwachsenen immer seltener. Erlittenes Leid lässt bei vielen Menschen ihr Lachen erlöschen. Sie lächeln ab und an nur noch müde. Das war's dann.

Man kann Lachen trainieren, selbst wenn es einem gar nicht nach Lachen zumute ist. In einem tibetischen Mönchsorden gibt es die feste Verpflichtung, jeden neuen Tag mit einem kräftigen Gelächter zu begrüßen. Die Mönche lachen über sich selbst und über das Leben überhaupt. Jedenfalls lachen sie.

Alles ist Spaß auf dieser Welt – heißt ein alter Narrengrundsatz. Clowns bringen inzwischen bei uns mit ihrer Lachtherapie den Menschen das Lachen therapeutisch bei, wenn sie es verlernt haben. Lachen ist Therapie. Und kein Leben ist so traurig, dass es nicht irgendetwas darin zu lachen gäbe. Es klingt paradox, aber man lernt lachen, indem man lacht. Lachen wir also, laut und kräftig und möglichst mehrmals am Tag!

Wieder Ruhe
in das eigene Leben bringen

Im Grunde ist Ruhe nicht so schwer zu erlernen. Ihre Kraft entfaltet sich durch die praktische Anwendung, durch das Tun, nicht indem wir nur über sie reden.

Wenn jemand schwimmen lernen will, so kann er sich alle möglichen Informationen einholen. Er kann sich über die Tragfähigkeit von Wasser informieren oder Menschen fragen, die schon geschwommen sind. Er kann sich neue Badesachen kaufen. Er kann die Schwimmbewegungen auf dem Trockenen üben. Aber das alles allein genügt nicht. Erst wenn er tatsächlich ins Wasser springt

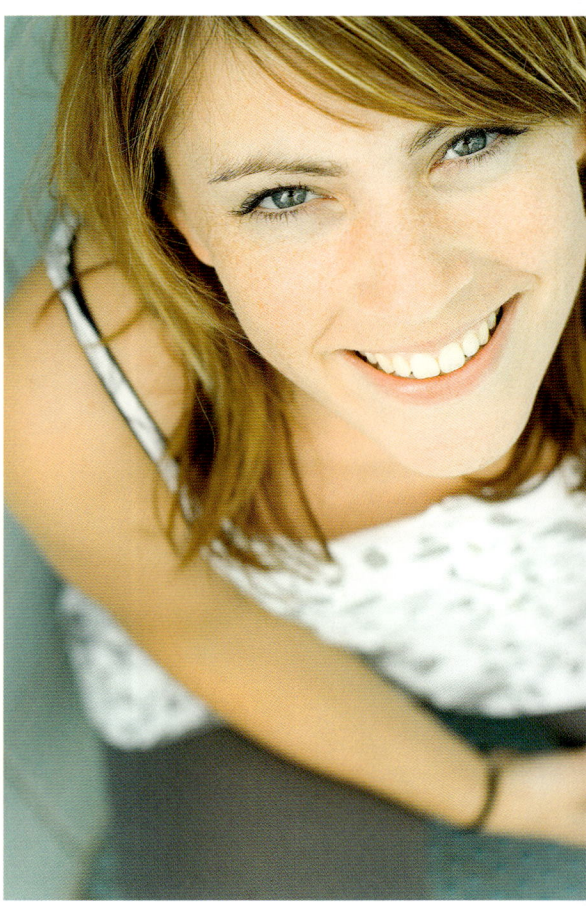

und das Wasser von Kopf bis Fuß spürt, erfährt er seine Eigenschaften und lernt das Schwimmen wirklich.

Nicht anders erlernt man innere Ruhe. Es geht darum, auf eine bestimmte Weise aufmerksam zu sein, bewusst im gegenwärtigen Augenblick zu leben, ohne zu werten und zu urteilen. Diese Art der Aufmerksamkeit fördert die Klarheit und die Fähigkeit, den gegenwärtigen Augenblick voll anzunehmen, so wie er ist.

Unser Atem fließt unununterbrochen. Fühlen wir uns ruhig und ausgeglichen, so fließt auch der Atem ruhig. Bei heftigen Gemütsbewegungen geht dagegen auch unser Atem heftig. Der Atem ist tief mit unserem Leben, mit unserem Körper, aber auch mit unseren jeweiligen Gefühlszuständen verbunden. Indem wir uns unseren Atem bewusst machen, versetzen wir unseren Geist und Körper in den gegenwärtigen Augenblick.

Wahrscheinlich werden Sie bei diesem Versuch schnell spüren, dass Ihr Geist, wie bei allen Menschen, ein Eigenleben führt. Sie werden spüren, dass Ihr Geist ständig abschweifen will, in die Vergangenheit, in die Zukunft. Von einem Gedanken springt er zum anderen und von einem Gefühl zum nächsten. Noch sprunghafter verhält er sich, wenn wir unter Zeitdruck stehen oder wenn wir versuchen, irgendwelche akuten Probleme zu lösen.

Wenn Sie zum ersten Mal innehalten, um ein paar Minuten lang Ihrem Atem zu folgen, werden Sie diese Eigenheit Ihres Geistes sehr schnell bemerken, selbst in einer ruhigen, meditativen Situation. Durch regelmäßiges Üben entsteht immer mehr Vertrautheit mit Ihrem Atem. So wird es Ihnen möglich sein, jeden Augenblick immer stärker und bewusster zu erleben. Je länger Sie daran arbeiten, Ihren Atem bewusst wahrzunehmen, umso mehr persönlichen Nutzen wird Ihr Üben Ihnen bringen. Der gegenwärtige Augenblick wird Ihnen in einem helleren Licht erscheinen und Ihnen helfen, tiefe Ruhe und Klarheit zu finden.

Sie können Ihren Atem in jeder Situation bewusst wahrnehmen, mag sie auch noch so bedeutungslos erscheinen. Die Übung erfordert kaum zusätzliche Zeit, sondern nur, dass wir uns immer

Ruheübung: So finden Sie Ihr inneres Gleichgewicht wieder

Am besten probieren Sie gleich selbst einmal aus, wie die Ruheübung im praktischen Leben funktioniert. Halten Sie an dieser Stelle für ein paar Augenblicke beim Lesen inne und führen Sie die folgende kleine Übung durch. Dazu reichen fünf Minuten aus oder sogar nur fünf Sekunden. Wenn Sie diese Übung über längere Zeit regelmäßig durchführen, schaffen Sie die besten Voraussetzungen, Ihr inneres Gleichgewicht dauerhaft wiederherzustellen und Gelassenheit in Ihr Leben zu bringen oder anders ausgedrückt: glücklich zu leben.

Versuchen Sie, den Atem zu spüren, wie er in Ihren Körper hinein- und wieder aus ihm herausströmt. Machen Sie sich beim Einströmen des Atems bewusst, dass er einströmt, und beim Ausströmen, dass er ausströmt. Das ist alles.

wieder daran erinnern, sie auszuführen. Beim Kochen, Einkaufen, Reinigen der Wohnung, während der beruflichen Arbeit, beim Gespräch mit Freunden, Partnern, Kindern, selbst wenn Sie nur dasitzen und Angst haben oder sich Sorgen um etwas machen – in allen diesen Situationen können Sie den Atem nutzen, um sich stärker in der Gegenwart zu verwurzeln.

Am besten wiederholen Sie diese kleine Übung von Zeit zu Zeit, indem Sie beim Lesen innehalten. Lassen Sie sie zu einem festen Bestandteil Ihres täglichen Lebens werden, indem Sie jeden Tag eine bestimmte Zeit für Ihre Übung reservieren. Das kann morgens nach dem Aufwachen sein oder abends vor dem Einschlafen oder auch irgendwann mitten am Tag. Wichtig ist nur, dass Sie sich ungestört Zeit für Ihre Übung nehmen können.

Ob und wie viel Sie üben wollen, bleibt Ihnen völlig selbst überlassen. Schon zwei Minuten sind ein guter Anfang. Er bedeutet, dass Sie sich bereits bewusst sind, welchen Wert es hat, innezuhalten und sich vom Tun dem Sein zuzuwenden, selbst wenn es nur für einen kurzen Augenblick ist. Nach und nach dehnen Sie diese Übung immer länger aus: zehn Minuten, 20 bis 30 Minuten, manche üben sogar 40 Minuten oder länger. Doch es kommt nicht so sehr auf die Zeitdauer an. Fünf Minuten Meditation können eine ebenso tiefe Wirkung haben wie eine Übung von 45 Minuten Dauer. Entscheidend ist die Intensität, mit der Sie üben.

Am besten setzen Sie sich anfangs zum Meditieren aufrecht auf einen Stuhl. Stellen Sie das Telefon ab, damit Sie während Ihrer Übung nicht gestört werden.

Je mehr Ihnen die Übung in Fleisch und Blut übergeht, umso unabhängiger werden Sie von äußeren Störungen sein.

Taucht irgendwann Ungeduld oder Rastlosigkeit während des Übens in Ihnen auf? Oder Angst? Langeweile? Zeitdruck? Schläfrigkeit? Oder schmerzt Ihr Körper an irgendeiner Stelle? Oder treten Fragen auf wie: Mache ich das alles richtig? Ist das alles, was ich spüren soll? – Versuchen Sie, diese Zustände einfach nur zu betrachten und sie vorhanden sein zu lassen, ohne sie zu beurteilen, zu bewerten oder sich selbst zu verurteilen.

Da Sie praktisch nicht viel zusätzliche Zeit für Ihre Übung benötigen, müssen Sie lediglich immer wieder einmal daran denken, sie auszuführen und Ihre Aufmerksamkeit auf den Atem zu richten.

Bei der Ruheübung geht es nicht darum, bestimmte Gefühle zu erleben. Es geht auch nicht darum, den Geist zu leeren oder ihn zu beruhigen, obwohl solche Wirkungen natürlich immer auch eintreten. Aber sie sind nicht das eigentliche Ziel. Eher geht es darum, durch Wahrnehmen unsere Gedanken und Gefühle zu erreichen und uns nicht von ihnen mitreißen zu lassen.

Natürlich erfordert das Durchhalten der Ruheübung Energie und Ausdauer. Aber schwierig ist die Übung nicht. Jeder Mensch kann sich hinsetzen und den eigenen Atem beobachten. Die Ruheübung lässt sich auch beim Gehen, Stehen und Liegen durchführen. Doch um auch nur fünf Minuten lang bei dieser Übung zu bleiben, brauchen Sie schon ein gewisses Maß an Entschlossenheit und Disziplin, doch die Ausdauer lohnt sich. Wahrscheinlich sind solche Augenblicke des Nichtstuns die größten Geschenke, die wir uns in unserem Leben selbst bereiten können.

Vielen Menschen ist es zu einer festen Gewohnheit geworden, sich im Verlauf des Tagesgeschehens einfach für kurze Zeit ruhig hinzusetzen. Das geschieht in der Form der Meditation, oft aber auch darin, einige Minuten lang vom fortdauernden Fluss der Alltagseindrücke abzuschalten. Ganz einfach ist das nicht immer. Irgendetwas ist immer um uns, das Aufmerksamkeit verlangt: ein Problem will gelöst, ein Anruf erledigt werden. Das alles könnte ja auch interessanter sein, als einfach nur still dazusitzen. Erst wenn Sie sich still hinsetzen, merken Sie, wie unzählig viele Anreize um Sie ständig herumschwirren und an Ihnen zerren. Sie brauchen also schon ein gewisses Maß an Selbstdisziplin, wenn Sie sich dem allen entziehen wollen. Dann aber werden Sie sich bald nach den stillen Augenblicken sehnen, in denen Sie wirklich Sie selbst sein können. Und langsam beginnt sich Ihr Selbstbild zu verändern, ihre Art, die Probleme um Sie herum zu betrachten, wird eine andere.

In diesem Innehalten steckt eine jahrtausendealte Weisheit. Alle großen Weltreligionen haben um den Wert und die Notwendigkeit des meditativen Innehaltens mitten im Lebensstress gewusst. Andere, uns verwandte Lebewesen legen stets während des Futtersammelns, Nestbauens oder Umherstreifens Pausen ein. Nur wir modernen Menschen sind im Begriff, den geregelten Wechsel zwischen Ruhe und Aktivität aufzugeben und durcheinander zu werfen – mit verheerenden Folgen für unsere Gesundheit und Lebensqualität.

Ganz gleich, ob Sie regelrecht meditieren oder sich nur ein paar Minuten Zeit am Küchentisch nehmen: Wichtig ist, sich bewusst aus dem Geschehen herauszunehmen. Achten Sie einfach auf die Art, wie Sie atmen, während Sie sitzen. Ihre Stilleübung können Sie allein durchführen. Ebenso gut ist es möglich, sich einer Meditationsgruppe an Ihrem Wohnsitz anzuschließen, die sich regelmäßig trifft. Dort sind Anfänger immer willkommen und sie erhalten Anleitung.

Es gibt keinen Ort und keine Zeit, die für Ihre Meditationsübung unpassend wären. Wenn Sie mit dem Wagen unterwegs sind, können Sie auf einem Parkplatz kurz anhalten. Oder zu Hause zwischen zwei Telefongesprächen innehalten. Sie können sich auch jeden Tag eine bestimmte Zeit für Ihre Achtsamkeitsübung reservieren. Die Morgen- und Abendstunden sind dafür besonders geeignet. Manche Menschen zünden dabei eine Kerze an oder sie brennen etwas Weihrauch ab. Andere verzichten auf solche Hilfen. Im Laufe der Zeit werden Sie ganz von selbst Ihre eigenen Gewohnheiten entwickeln, mit denen Ihnen das zeitweise Aussteigen aus dem Alltagsgeschehen am besten gelingt. Wenn Ihnen zu Anfang Ihre Gedanken entwischen und abschweifen wollen, sitzen Sie einfach trotzdem weiter. Sehen Sie dem allen zu und lassen Sie es vorüberziehen. Kehren Sie mit Ihrem Bewusstsein einfach immer wieder zu Ihrem Atem zurück. So wird alles ganz von sich aus zur Ruhe kommen, ohne dass Sie Ihr Denken „künstlich" bremsen müssen.

Tipps für einen guten Schlaf
Folgende Tipps haben sich für eine erholsame Nachtruhe bewährt:
- Menschen, die unter Schlafproblemen leiden, sollten vor dem Schlafengehen

- keine körperlich oder geistig anregenden Tätigkeiten durchführen. Sport oder intensives geistiges Arbeiten erhöhen die Wachheit und können den Beginn der Schlafphase hinausschieben.
- Essen Sie nicht mehr am späten Abend, vor allem keine schwer verdaulichen Speisen. Die letzte Tagesmahlzeit sollte leicht sein und möglichst nicht später als 18 Uhr eingenommen werden. Damit beugen Sie zugleich Gewichtsproblemen vor.
- Trinken Sie Alkohol abends möglichst nur in sehr geringen Mengen oder verzichten Sie ganz darauf. Er eignet sich auf keinen Fall, sich damit zu betäuben und auf diese Weise Schlaf zu finden. Lässt die Wirkung des Alkohols nach, so erwacht man nach wenigen Stunden meist wieder. Das Wiedereinschlafen wird dann meist schwierig.
- Wenn Sie unter Schlafproblemen leiden, trinken Sie in der zweiten Tageshälfte möglichst keine koffeinhaltigen Getränke mehr. Dass Kaffee, Tee und Cola sich störend auf den Schlaf auswirken, ist wissenschaftlich nachgewiesen.
- Lesen Sie spät am Abend keine Krimis und meiden Sie aufregende Fernsehsendungen.
- Finden Sie heraus, was für Sie persönlich beruhigend wirkt. Manche Menschen empfinden es als angenehm, vor dem Schlafengehen ein heißes Bad zu nehmen. Andere werden davon munter. Wieder andere schwören darauf, heiße Milch mit Honig vor dem Zubettgehen zu trinken.
- Wenn Sie nachts wach im Bett liegen, ist es nicht gut, sich hin- und herzuwälzen und sich darüber zu ärgern, dass Sie nicht schlafen können. Stehen Sie dann lieber auf, lesen Sie, kochen Sie sich einen Kräutertee oder trinken Sie ein Glas Milch mit oder ohne Honig oder eine Tasse Kakao. Wenn Sie sich dann müde fühlen, legen Sie sich wieder hin.
- Hilfreich sind auch Entspannungsübungen, Yoga, Autogenes Training oder Meditation. Dabei kommen Körper und Geist wieder in Harmonie zueinander, es gelingt, den Alltagsstress besser zu verarbeiten und mehr Ausgeglichenheit zu finden.

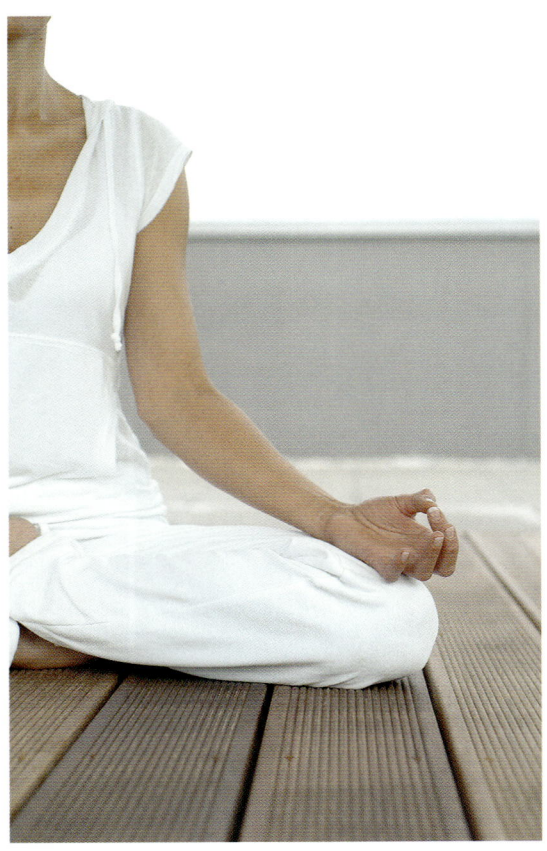

Übersicht: Welches Mittel hilft gegen welche Störung?

Hier erhalten Sie, alphabetisch geordnet, einen Überblick über alle in diesem Buch beschriebenen Mittel und die Gesundheitsstörungen, bei denen sie einsetzbar sind.

Aminas und Inkakost
- Aggressivität
- Angststörungen
- Chronische Müdigkeit
- Depressive Verstimmungen
- Hyperaktivität
- Intoleranz
- Konzentrationsschwierigkeiten
- Körperliche und seelische Ermüdungserscheinungen
- Nervosität
- Schlafstörungen
- Schwächezustände
- Spannungsbedingter Dauerkopfschmerz
- Stresserscheinungen
- Unsicherheit
- Vergesslichkeit

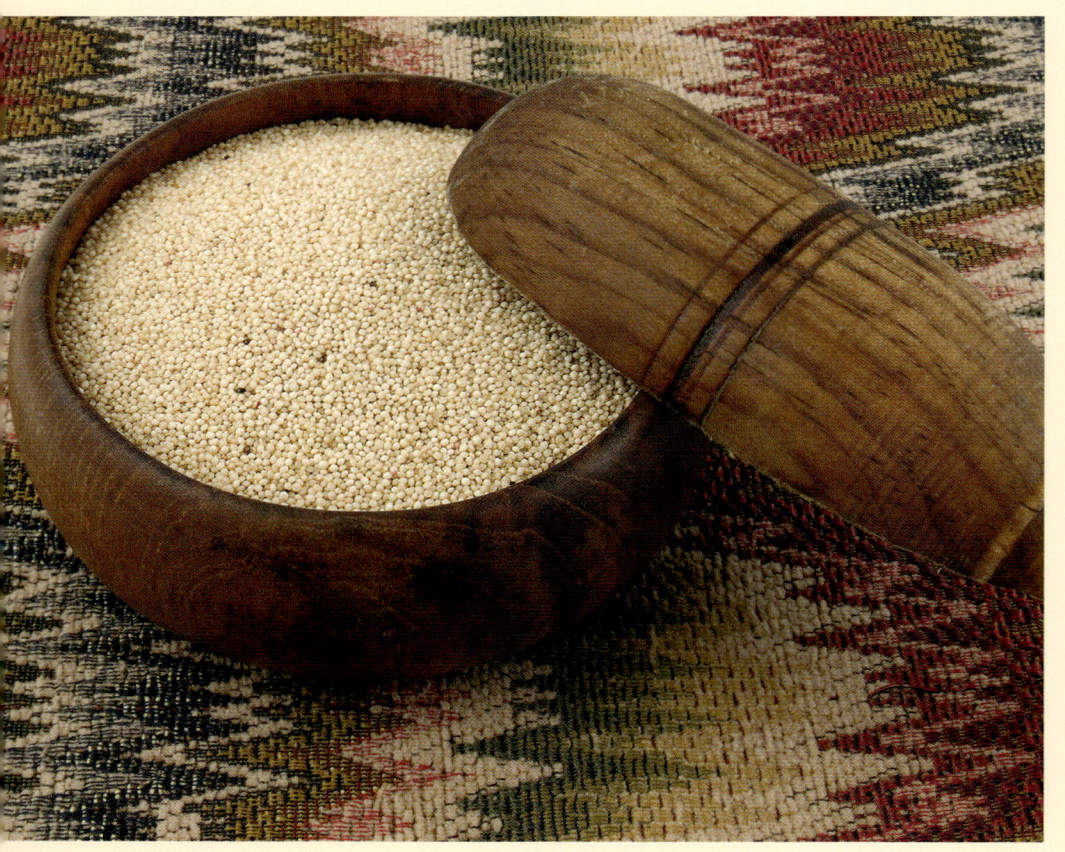

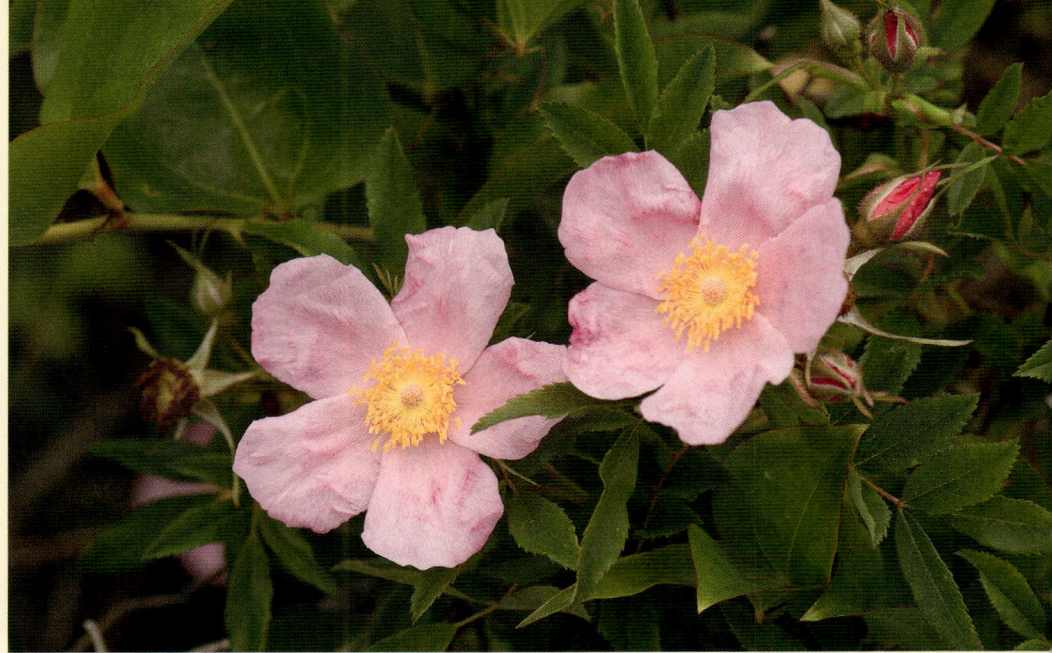

Bachblüten

- Abwesenheitszustände, innere
- Angst
- Apathie
- Aufregung
- Depression
- Egozentriertheit
- Eifersucht
- Emotionale Überreaktionen
- Erschöpfung
- Fehlende geistige Spannkraft und Frische
- Gefühle von Isoliertheit
- Gefühle, stets Opfer oder Verlierer zu sein
- Hoffnungslosigkeit
- Innere Unruhe
- Intoleranz
- Irritiertheit
- Kurzschlusshandlungen
- Minderwertigkeitsgefühle
- Mutlosigkeit
- Neigung zu Pedanterie
- Nicht loslassen können
- Panikattacken
- Probleme mit Macht und Autorität
- Prüfungsangst
- Reizbarkeit
- Resignation
- Schockzustände
- Schüchternheit
- Schuldgefühle
- Störungen des seelischen Gleichgewichts
- Überforderungssyndrom
- Überreaktionen
- Unausgeglichenheit
- Unfähigkeit, traumatische Erfahrungen zu verarbeiten
- Ungeduld
- Unkontrollierte Temperamentsausbrüche
- Unnütze Sorgen
- Unsicherheit
- Willensschwäche

Baldrian
- Angst- und Spannungszustände
- Ein- und Durchschlafstörungen
- Konzentrationsschwäche
- Kopfschmerzen
- Lernschwierigkeiten bei Kindern
- Nervös bedingte krampfartige Schmerzen im Magen-Darm-Bereich
- Nervöse Erregungszustände
- Prämenstruelle Spannungszustände
- Reizbarkeit
- Schlaflosigkeit
- Schlafprobleme
- Stresserscheinungen
- Unruhezustände

Ginkgo Biloba
- Angstgefühle
- Demenz
- Depressionen
- Durchblutungsstörungen
- Gemütslabilität
- Gemütsleiden
- Gleichgewichtsstörungen (Schwindel)
- Hirnleistungsstörungen
- Hörminderung
- Hörstörungen
- Kopfschmerzen
- Lernstörungen
- Merk- und Konzentrationsschwäche
- Ohrgeräusche
- Schnelle Ermüdbarkeit
- Sehstörungen
- Unruhezustände
- Venenleiden
- Vergesslichkeit
- Vermindertes Durchhaltevermögen

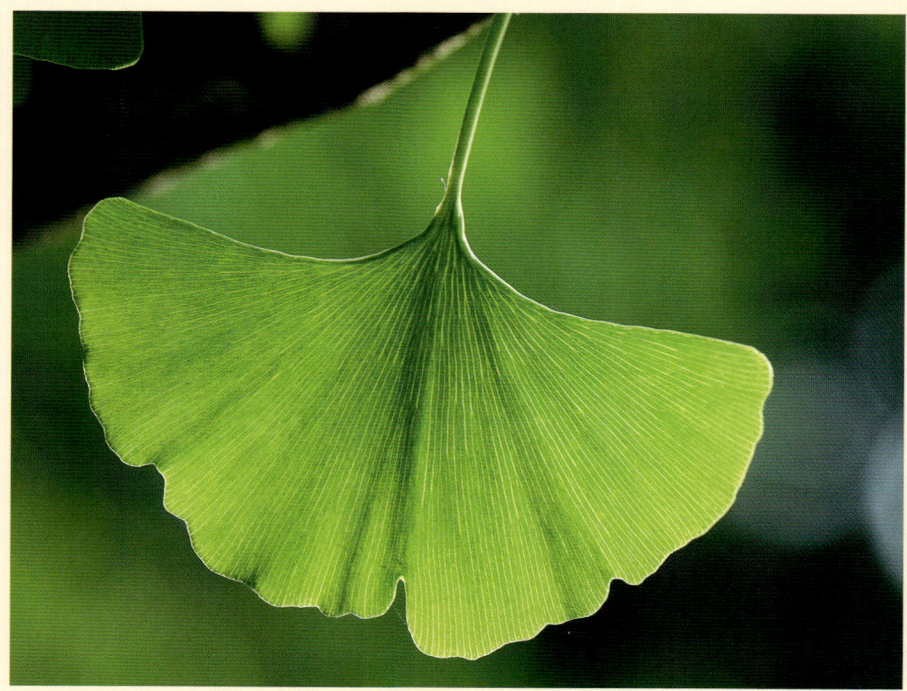

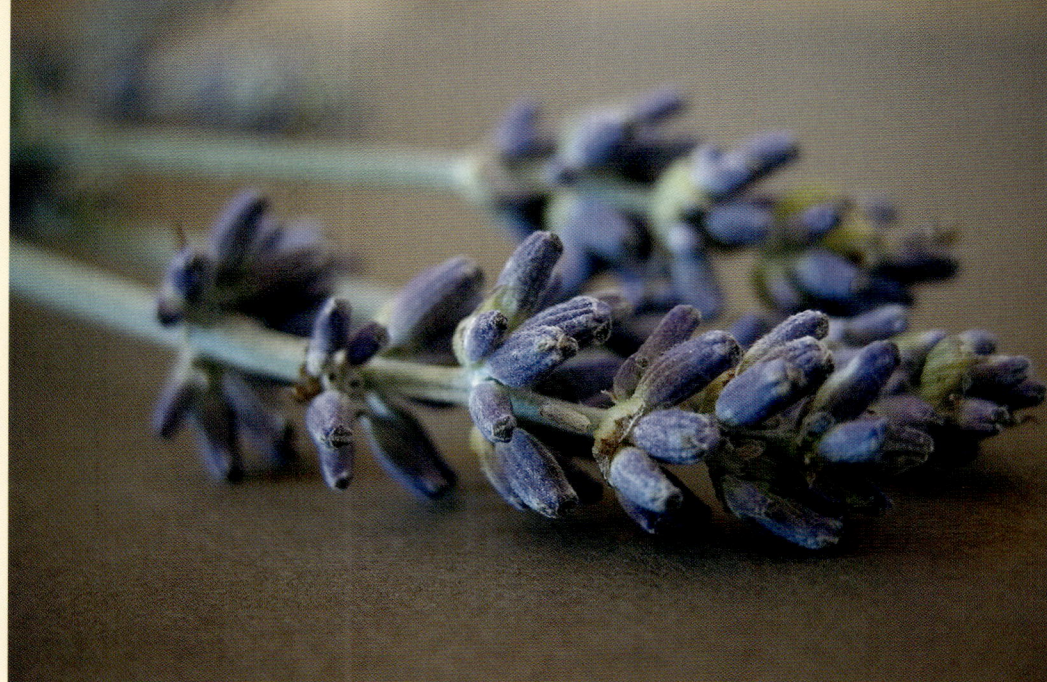

Ginseng
- Allgemeine Schwäche als Folge chronischer Erkrankungen
- Antriebsarmut
- Bluthochdruck
- Chronische Müdigkeit
- Depressionen
- Diabetes
- Erschöpfungszustände
- Gedächtnisstörungen
- Lernstörungen
- Mangelnde Leistungsfähigkeit
- Mangelnde Libido
- Nervositätserscheinungen
- Psychisch bedingte Kreislaufregulationsstörungen
- Schlafstörungen
- Schulstress
- Störungen der Konzentrationsfähigkeit
- Stresserscheinungen
- Wechseljahresbeschwerden

Hopfen
- Einschlafstörungen
- Nervositätserscheinungen
- Unruhezustände

Johanniskraut
- Burn-out-Syndrom
- Depressionen
- Prämenstruelle Spannungszustände
- Psychische Störungen
- Schlechte Stimmung
- Störungen des vegetativen Nervensystems
- Wetterfühligkeit

Lavendel
- Einschlafstörungen
- Funktionell bedingte Oberbauchbeschwerden
- Nervositätserscheinungen
- Unruhezustände

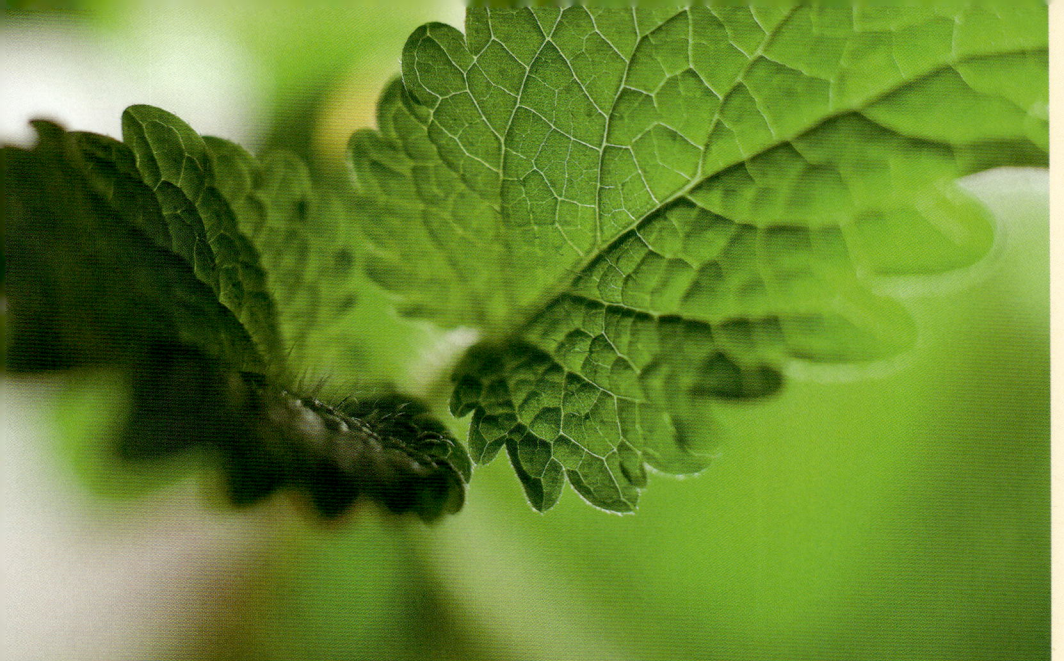

Lotuskerne
- Ein- und Durchlafstörungen
- Reizbarkeit
- Stresserscheinungen
- Unruhezustände

Melatonin
- Alterserscheinungen
- Gedächtnisstörungen
- Jetlag
- Konzentrationsstörungen
- Schlafstörungen

Melisse
- Funktionelle Herzbeschwerden
- Funktionelle Magen- und Darmbeschwerden
- Nervöse Störungen
- Schlafstörungen

NADH
- Alters- und Ermüdungserscheinungen
- Altersbedingte Gedächtnisstörungen
- Chronisches Müdigkeitssyndrom (CMS)
- Depressive Störungen
- Konzentrationsschwierigkeiten

Omega-3-Säuren im Fischöl
- Antriebslosigkeit
- Aufmerksamkeits-Defizit-Syndrom (ADS)
- Chronisches Müdigkeitssyndrom
- Depressionen
- Hyperaktivität
- Konzentrationsstörungen
- Nachlassen der Gehirnleistung
- Nachlassen der Libido
- Parkinson
- Reizbarkeit
- Schlafstörungen
- Stimmungsschwankungen

Passionsblume
- Nervös bedingte Beschwerden im Magen- und Darmbereich
- Nervös bedingte Krampfanfälle
- Nervöse Unruhe
- Neuralgien
- Neurovegetative Störungen
- Schlaflosigkeit

SAM
- Arthrose
- Demenzstörungen
- Depressive Störungen
- Fibromyalgie
- Leberleiden
- Multiple Sklerose
- Nachlassen der Hirnleistung im Alter
- Parkinson

Schüßler-Salze
- Angstzustände
- Depressive Verstimmungen
- Erregungszustände
- Gedächtnisschwäche
- Heimweh
- Hyperaktivität
- Innere Spannungen
- Kribbeln in den Gliedern (Ameisenlaufen)
- Migräne
- Nervenschwäche
- Nervöse Durchfälle
- Nervöse Erschöpfung
- Neuralgien
- Platzangst
- Schlafstörungen
- Stimmungsschwankungen
- Unruhezustände
- Wadenkrämpfe

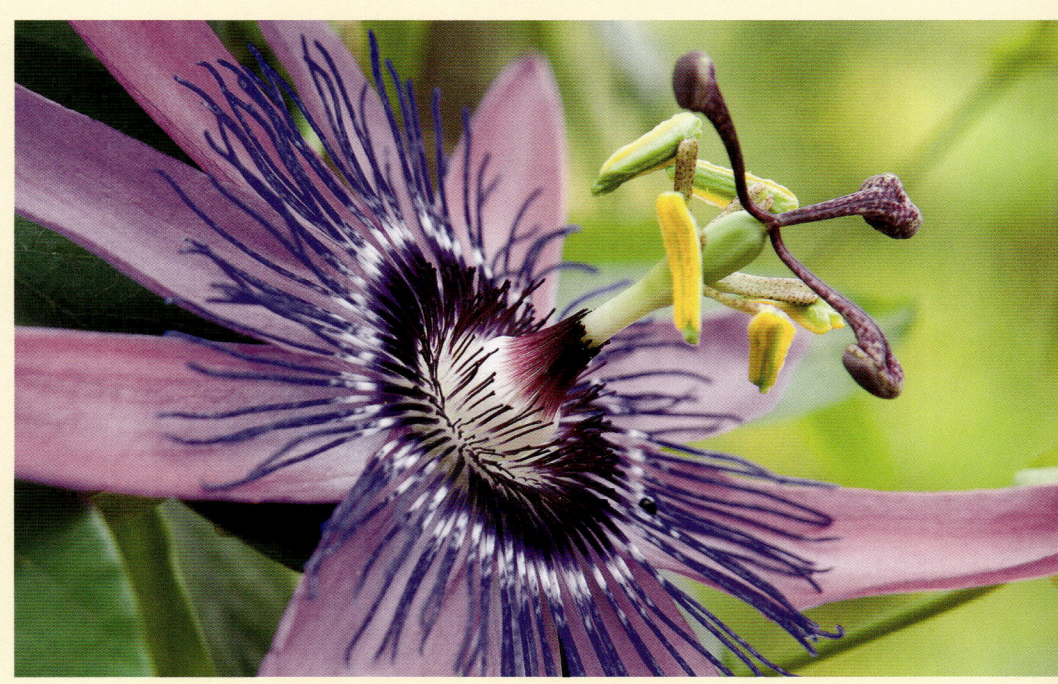

Vitamin B6
- Depressionen
- Nervöse Störungen
- Schlaflosigkeit

Vitamin B9 – Folsäure
- Depressionen
- Fruchtbarkeitsstörungen
- Gedächtnisstörungen
- Konzentrationsschwäche
- Störungen der Gehirnleistung

Vitamin B12
- Nachlassende Gehirnleistung
- Nervenstörungen im Alter

Vitamin C
- Bei Depressionen ergänzend zu Vitaminen der B-Gruppe
- Chronische Müdigkeit
- Infektanfälligkeit
- Nervliche Störungen

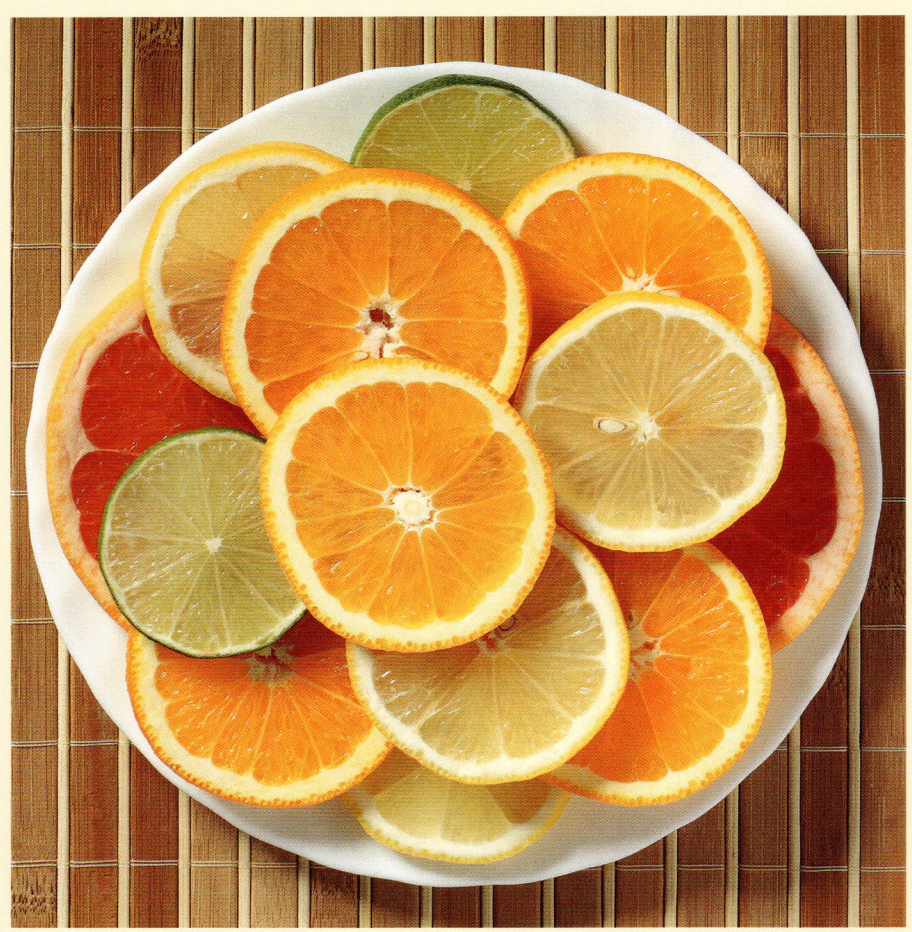

Bezugsquellen

für SAM
Bestellservice Sinclair Distribution
Abt. LL Produkte
Postfach 10, A-5016 Salzburg
Tel.: 0180 5002479
Eine Monatspackung kostet 65 Euro.

BIOVEA
Markgrafenstraße 56, Suite 149
D-10117 Berlin
E-Mail: kontakt@biovea-deutschland.com
www.biovea-deutschland.com
Eine Packung mit 90 Tabletten zu 200 mg kostet bei Biovea 79,95 Euro. Biovea ist damit preisgünstiger.

für NADH
Bestellservice Sinclair Distribution
Abt. LL Produkte
Postfach 10, A-5016 Salzburg
Tel.: 0180 5002479
Eine Monatspackung kostet 46 Euro.

für Fischöl
Kräuterhaus Sanct Bernhard KG
Helfensteinstraße 47
D-73342 Bad Ditzenbach
Tel.: 07334 96540
E-Mail: info@kraeuterhaus.de
www.kraeuterhaus.de

für Melatonin
Bestellservice Sinclair Distribution
Abt. LL Produkte
Postfach 10, A-5016 Salzburg
Tel.: 0180 5002479
Eine Dreimonatspackung mit 90 Tabletten (1 mg) erhält man ab etwa 50 Euro.

BIOVEA
Markgrafenstraße 56, Suite 149
D-10117 Berlin
E-Mail: kontakt@biovea-deutschland.com
www.biovea-deutschland.com
Eine Dreimonatspackung mit 90 Tabletten (1 mg) kostet 19,95 Euro. Eine Packung mit 180 Tabletten (1 mg) ist zum Preis von 29,95 Euro erhältlich. Biovea ist damit preisgünstiger.

für Ginseng
IL WHA-Ginseng
Firma Allcura
Naturheilmittel GmbH
Reichenäcker 7
D-97877 Wertheim
Tel.: 0942 96110
Der Preis für den Tagesbedarf an Ginseng (1 g) beträgt pro Person ungefähr 0,40 Euro.

für Aminas
Aminas Info-Service International
Adolf-Menzel-Straße 8
D-40699 Erkrath
Tel.: 0211 5203810
E-Mail: aminas@aminas.de
www.aminas.de

Alruna Versandapotheke
Schwanenstraße 2
D-93413 Cham
Tel.: 09971 995 0000
E-Mail: info@naturheilkunde-shop24.de
www.naturheilkunde-shop24.de
Der Preis für eine 500-g-Packung Aminas-Vitalkost beträgt etwa 30 Euro. Eine Packung reicht für einen Monat.

Literaturverzeichnis

Berger, R.: Die Kraft der körpereigenen Hormone nutzen, Stuttgart 2005

Bettermann, A.: Eine alternative Therapieform psychosomatischer Krankheitsbilder durch Ginseng-Extrakt, Sonderdruck bei Werner & Winkler Naturheilmittel GmbH, Wertheim 1981

Birkmayer, G.: NADH-Coenzym für das Gehirn, München 1998

Bock, S. J., Boyette, M.: Wunderhormon Melatonin. Die Quelle von Jugend und Gesundheit, München 1995

Breitenbach, V., Katic, K.: Endlich gut drauf! Serotonin: Wie Sie das Glückshormon auf natürliche Weise ankurbeln – für mehr Energie, Leichtigkeit und Lebensfreude, München 2006

Brown, R., Bottiglieri, T., Colman, C.: SAM-e. Stopp Depression Now, New York 2000

Bunner, S.: Wenn die Seelen Trauer tragen. Wege aus der Depression, BIO 1/2008, 83–92

Cantoni, G. L.: S-Adenosylmethionine; a new intermediate formed enzymatically from L-methionine and adenosintriphosphate, J Biol Chem 204, 1953, 403–416

Chalon, S., Delion-Vancassel, S. et al.: Dietary fish oil affects mono-aminergic neurotransmission and behavior in rats, J Nutr 128, 1998, 2512–2519

Dahlke, R.: Schlaf – die bessere Hälfte des Lebens. Sleeping Wellness für moderne Menschen, 2. Auflage, München 2005

Dahlke, R.: Serotonin und Lebensstimmung, Sonderdruck Dahlke-Info Nr. 8/2007, www.dahlke.at

Faust, V.: Pflanzenheilmittel und seelische Störungen, Stuttgart 2000

Fava, M., Fianelli, A., Rapisarda, V. et al.: Rapidity of Onset of the Antidepressant Effect of Paranteral S-Adenosyl-L-Methionine, Psychiatry Res 56 (3), 1995, 295–297

Fricke, U. (Hrsg.): Heilen mit Vitalstoffen, Bonn 2007

Fulder, S.: Das Buch vom Ginseng, München 1995

Hamm, M.: Food Medizin, München 2006

Harnisch, G.: Sieben Tage Achtsamkeit, Freiburg i. Br. 2005

Harnisch, G.: Das große Jungbrunnen-Programm, Bietigheim 2006

Harnisch, G.: Die Dr. Schüßler-Mineraltherapie, 3. Auflage, Bietigheim 1996

Harnisch, G.: Ginseng. Heilkraft aus der Wunderwurzel des Ostens, Bietigheim 1998

Harnisch, G.: Selbstheilung durch Entgiften, Bietigheim 2004

Hibbeln, J.: Fish consumption and major depression, Lancet, 351, 1998, 1213

Hibbeln, J.: Seafood consumption, the DHA Content of Mothers' Milk and Prevalence Rates of Postpartum Depression, J Affect Disord 69, 2000, 15–29

Karstädt, U.: Das Dreieck des Lebens, München 2005

Karstädt, U.: Die 7 Revolutionen der Medizin, München 2004

Karstädt, U.: Entgiften statt vergiften, London 2007

Messing, N.: Revolution in der Schlafmedizin, BIO 6/2007, 80–83

Mitchell, D.: The SAM-e Solution, New York 1999

Nemets, B., Stahl, Z. et al.: Addition of Omega-3 fatty acid to maintenance medication treatment for recurrent unipolar depressive disorder, Am J Psychiatry 159, 2002, 477–479

Nitta, H. et al.: Panax Ginseng Extract Improves the Performance of Aged Fischer 344 Rats in Rasial Maze Tast but not in Operant Brightness Discrimination Task, Biol Pharm Bull 18 (9), 1995, 1286–1288

Nitta, H. et al.: Panax Ginseng Extract Improves the Scopolamine-induced Disruption of 8-Arm Radial Maze Performance in Rats, Bio Pharm Bull 18 (10), 1995, 1439–1442

Pies, J.: SAM. Die körpereigene Substanz gegen Depressionen, Arthrose, Lebererkrankungen, Kirchzarten bei Freiburg 2006

Rumrich, M.: Ginseng neu gesehen. Protokoll einer ungewöhnlichen Heilpflanze, 2. Auflage, Stuttgart 1993

Saito, H. et al.: Effect of Panax ginseng Root on Acquisition of Sound Discrimination Behavior in Rats, Jpn J Pharmacol, 29, 1977, 319

Saito, H. et al.: Effect of Panax ginseng Root on Conditional Avoiance Responde in Rats, Jpn J Pharmacol 27, 1977, 509

Scheffer M.: Die Original Bachblütentherapie zur Selbstdiagnose, Kreuzlingen 2002

Scholz, H.: Macht Ginseng Müde munter? Kosmos 2/1979

Schönfelder, P., Schönfelder, I.: Der Kosmos-Heilpflanzenführer, 5. Auflage, Stuttgart 1991

Schwarz, G.: Pflanzen für die Psyche, Weyarn 2000

Servan-Schreiber, D.: Die neue Medizin der Emotionen, München 2004

Süttinger, H. von: Erfahrungsheilkunde 18, 1969, 259–263

Wang, A. et al.: Effects of Chinese Ginseng Root and Stem-Leaf Saponins on Learning, Memory and Biogenic Monoamines of Brain in Rats, Chung-Kuo-Yao-Tsa-Chih 20(8), 1995, 493–495, inside backcover 1995

Wang, F. Z. et al.: Effect of Ginsenoides against Anoxic Damage of Hippocampal Neurons in Culture, Chung-Kou-Yao-Li-Hsueh-Pao 16(5), 1995, 419–422

Zanarini, M., Frankenburg, F. R.: Omega-3 Fatty Acid Treatment of Women with Borderline Personality Disorder, Am J Psychiatry 160, 2003, 167–169

Zita, B.: Das neue große Buch der Homöopathie, Köln 1999

Zittlau, J.: Lebensfreude und Gesundheit durch Johanniskraut, 3. Auflage, München 1997

Zulley, J.: Mein Buch vom guten Schlaf, München 2005

Endnoten

1. Die Welt, 22.5.2007
2. Becker 1991
3. Karstädt 2007, 9, 10
4. Braun von Gladiss 1991, 156 ff.
5. Karstädt 2007, 15
6. Schwarz 2000, 7
7. Breitenbach/Katic 2006, 32; Pies 2006, 23, 24
8. Faust 2000; Schwarz 2000, 64
9. Faust 2000, 95
10. Messing, BIO 6/2007, 80 ff, 82
11. Faust 2000, 36
12. Messing 2007, 80 ff., 83
13. Brown u. a. 2000
14. Brown u. a. 2000
15. Fava u. a. 1995, 295–297
16. Mitchell 1999
17. Pies 2000, 41
18. Brown u. a. 2000
19. vgl. Pies 2000, 21
20. Bottiglieri u. a. 1994
21. Pies 2000, 21
22. Pies 2000, 41
23. Karstädt 2004, 126, 127
24. Karstädt 2004, 123
25. Karstädt 2005, 84 f. und 88
26. Fricke 2007, 119
27. Fricke 2007, 119, 120
28. Hibbeln 1998
29. Karstädt 2004, 70
30. Chalon, Delion-Vancassel u. a. 1998
31. Hibbeln 2000
32. Servan-Schreiber 2004, 165
33. Nemets, Stahl u. a. 2002
34. Zanarini, Frankenburg 2003
35. Der Originaltitel lautet „The Melatonin Miracle", erschienen im Verlag Simon & Schuster, New York 1996
36. Bock/Boyette 1995, 156
37. Saito u. a. 1977; Nitta u. a. 1995; Wang u. a. 1995
38. Bettermann 1881
39. von Süttinger 1969
40. Scholz 1979
41. Ross u. a. 1976, zit. n. Fulder 1995, 201; Harnisch 1998, 97
42. Poggi u. a. 1972, zit. n. Fulder 1995, 202; Harnisch 1998, 97
43. Dahlke 2007

Autoreninfo

Dr. Günter Harnisch, langjähriger Leiter des *Arbeitskreis: gesund leben,* befasst sich vor allem mit der Erforschung und Erprobung neuer/alter Naturheilmethoden sowie mit Fragen gesunder Lebensführung. Hierzu hat er rund 30 Bücher veröffentlicht, von denen viele in mehreren Auflagen und Sprachen erschienen sind.

Register

Abhängigkeit 16f., 27f., 37, 40, 48, 61f., 66, 71
Aggressivität 21, 27, 85, 98
Alkohol 16, 20, 26, 40, 49, 69, 82, 92, 97
Altersdepression 12, 57
Angst/Ängste/Ängstlichkeit 7, 10, 12, 14, 16, 20f., 23, 27ff., 37, 40, 59, 65, 72, 75f., 80, 84f., 92, 95, 98ff.
Antidepressivum 46, 51
Aufmerksamkeitsdefizit 20, 23f., 57
Ausgeglichenheit 7, 97f.

Beruhigungsmittel 27, 38, 40, 42, 68
Bewegung 24, 66, 74, 77, 90f., 93f.
Burn-out 13, 33, 90, 99

Chronisches Müdigkeitssyndrom (CMS) 51f., 57, 100

Dopamin 26f., 32, 46, 51f., 54, 58f.

Einsamkeit 10, 16
Elektrosmog 10ff., 17ff.,
Erschöpfung 7, 10, 13f., 69, 80, 90, 98ff.

Fast Food 20, 55, 86

Geduld 8, 28, 66, 72, 76, 90, 92, 95, 98
Gelassenheit 56, 75, 90, 94
Gleichgewicht 8, 16f., 53f., 65, 68, 72, 78, 82, 90, 94, 98f.

Hormone 10, 12f., 17, 19, 85, 87
Hyperaktivität 21, 57, 80, 85, 98, 100

Konzentrationsstörung 12, 52, 99f.
Konzentrationsfähigkeit 37, 57, 58, 63, 68f., 99

Lachen 93
Lebensenergie 20, 23, 71, 82
Lebensfreude 7, 78, 86, 92
Lebenskraft 10, 50
Lebenslust 10, 58
Lebensqualität 10, 46, 63, 96

Meditation 95ff.
Melatonin 13, 46, 61ff., 86, 99

Mineralien 11, 21, 79
Mobilfunk 18f.

Nahrungsergänzungsmittel 7, 28, 45, 50, 55, 63, 82, 84, 86
Naturheilmittel 7, 27f.
Nebenwirkungen 17, 26ff., 32ff., 37, 40, 42, 47f., 50, 53, 56, 60, 62f., 66, 70f., 79f., 89
Nervosität 27, 32f., 37, 44, 69, 85, 98f.
Noradrenalin 26f., 48, 51, 54, 87

Panikattacken 27, 98
Partner 10ff., 14, 16, 90, 95
Probleme 11, 14, 16, 18, 20, 24, 27, 50, 63, 65, 77, 92, 94, 96, 98
Pubertät 10, 20

Schlaflosigkeit 7, 16, 21, 27, 34, 42, 44, 54, 59f., 62f., 80f., 86f., 98, 100
Schlafmittel 16, 37, 62
Schlafstörung 16f., 20f., 26ff., 30, 32, 34, 37f., 40, 42, 44, 50, 52, 57, 60, 65, 85, 90, 92, 98ff.
Schmerzen 10, 12ff., 16, 21, 27, 34, 37, 46, 52, 65f., 98f.
Schuldgefühle 12, 30, 76, 98
Schwermetalle 17, 21
Selbstheilung 8, 72, 92
Serotonin 26f., 32, 46, 51, 54f., 56, 82, 84ff., 91
Sorgen 77, 91, 95, 98
Stimmungstief 13
Stress 7, 10, 12, 14, 16, 23f., 37, 51, 62, 66, 68f., 84ff., 90, 92, 96ff.

Überreaktionen 98
Umweltbelastung 17f.
Unruhe 14, 17, 23, 28, 34, 36, 38, 40, 42, 44, 65, 75, 80, 87, 92, 98ff.

Vitamine 7, 11, 45, 50, 53, 55f., 100

Wechseljahre 10, 69, 99
Winterdepression 12, 32, 86
Wochenbettdepression 12
Wohlfühlnahrung 7

Dr. Andrea Flemmer

Nervennahrung

Das richtige Essen für starke Nerven und ein gutes Gedächtnis

128 Seiten, 88 Farbfotos
15,5 x 21,0 cm, Klappenbroschur
ISBN 978-3-89993-565-3
€ 12,90

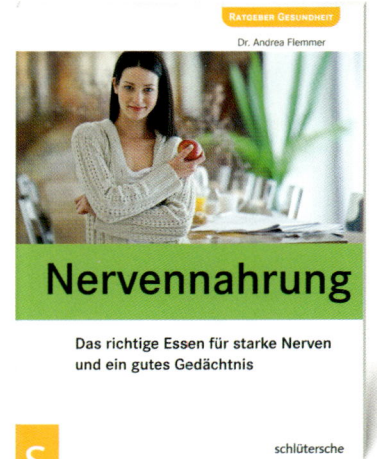

- Ein fundiert recherchierter Ernährungsratgeber
- Praktische Tipps, um die geistige Leistungsfähigkeit zu steigern
- Die besten Lebensmittel von A–Z
- Tricks aus der Nährstoffkiste

Konzentrationsfähigkeit, Belastbarkeit, Leistungsfähigkeit und gute Nerven sind heute gefragter denn je. Besonders „Kopfarbeiter", Studenten und Leistungsträger müssen vielseitige Anforderungen erfüllen. – Das richtige Essen kann dabei helfen!

Dieser Ratgeber zeigt, wie man Gedächtnis und Konzentrationsfähigkeit mit der richtigen Nahrung verbessern und die Nerven besänftigen kann. Die Autorin erklärt, welche Lebensmittel Gehirn und Nerven besonders unterstützen und welche ihnen schaden. Sie gibt auch Tipps, wie man sich am besten vor schwierigen Prüfungen ernährt.

Stand Mai 2009. Änderungen vorbehalten.

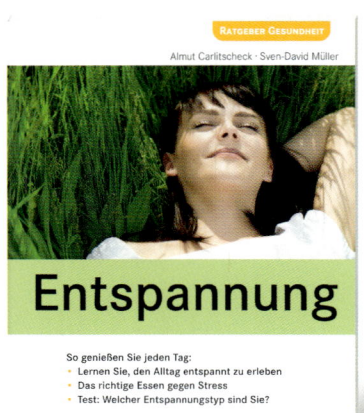

Almut Carlitscheck · Sven-David Müller

Entspannung

So genießen Sie jeden Tag:

- Lernen Sie, den Alltag entspannt zu erleben
- Das richtige Essen gegen Stress
- Test: Welcher Entspannungstyp sind Sie?

152 Seiten, 83 Farbfotos
15,5 x 21,0 cm, Klappenbroschur
ISBN 978-3-89993-559-2
€ 12,90

- Ein Buch, das alle Sinne, Körper und Seele anspricht
- Mit Entspannungsübungen und leckeren Rezepten
- Ein wissenschaftlich fundierter Ratgeber von Experten
- Leicht verständlich geschrieben

Stress und „Verspannung" bestimmen unsere Welt und sind häufig verantwortlich für Krankheiten. Dieser Ratgeber beschreibt, wie emotionale und körperliche Einflussfaktoren, aber auch die richtige Ernährung eine gesunde Balance herstellen. Ziel ist es, das Alltagsleben auf Entspannung zu bauen, und nicht zu einem zusätzlichen Termin im Kalender zu machen.

Das Buch vermittelt eine neue Lebenseinstellung. Die Autoren zeigen Entspannungsmethoden, die sich leicht in den Alltag integrieren lassen.
Mit ausführlichem Test: Welcher Entspannungstyp sind Sie?